ダイエット講師直伝

人生最後のダイエット法

日本再生美容医学協会代表

中川和也 著

セルバ出版

はじめに

福岡県福岡市と久留米市で整体・エステサロンを経営しております中川和也と申します。

私の主なメニューは整体・ダイエット・エステ全般・ピラティス・ゴルフレッスンを行っています。中でも人気が高いのが、本書でもご紹介させていただくダイエットメニューになります。

また、そのダイエットメニューは全国に120店舗（2023年5月現在）を超える治療院・エステサロン・スポーツジム・美容室に導入していただいております。

私がなぜこのダイエットをお客様に提供しているのか？

なぜ全国のサロン様にお伝えしているのか？

それは、もちろんお客様に綺麗になっていただきたいとか、好きな洋服を着てもらいたいという気持ちもあります。しかし、それ以上に私が目的としているのは「日本の医療費の削減」です。

日本の医療費は、1955年から2020年の65年間で、2388億円から43兆円にまで膨れ上がっています。

1955年の人口が約8000万人で、2020年の人口が約12000万人で1・5倍になっているので、医療費も1・5倍になるならわかりますが、現実はなんと180倍にまで膨れ上がっています。

当然、当時とは物価が違うので一概に比較はできませんが、180倍という数字は異常に感じています。

その結果、私たちの税金や社会保険料は年々値上がりしています。

私は子供が産まれたときに、これを本気で危惧しました。

「我が子たちの世代に負の遺産を残したくない」と。

大袈裟かもしれませんが、未来の日本を背負う子たちに誇れる日本を残したいと思い、このダイエットを行っています。

私のダイエット法は、一番は食事の改善、生活習慣の見直し、正しい栄養と食品の選び方をメインにお伝えしています。

医療費増大の多くは生活習慣病が増えたためと言われています。その生活習慣病の一番大きな原因は食生活の乱れにあります。

私はダイエットを通じて正しい食生活を身につけてもらい、生活習慣病の改善や予防に繋げていきたいと思っています。

また情報が多く出ている今の世の中で、いい情報も勿論たくさんありますが、やはり間違った情報も多くあり、私のお客様でも間違ったダイエットを行った結果、健康被害や美容被害が出てからご来店される方もたくさん見てきました。

私のダイエット法以外がすべて間違いということではなく、体の本質を理解した上でダイエット法を選択しないと、健康被害や美容被害が出てしまいます。

せっかくダイエットに挑戦されるなら、正しい情報を選択していただきたいと思っています。本書がその一助になれば、この上ない幸せです。

2023年10月

中川　和也

ダイエット講師直伝
人生最後のダイエット法　目次

第2章：ダイエット成功の方程式

第3章：ダイエット成功事例

第4章：太る理由と痩せない理由の違い

第5章：間違いだらけのダイエット情報

第6章：ダイエット中の食事

第7章：遺伝子と分子栄養学

第8章：ダイエットと生活習慣病

第9章：痩せるマインドセット

第12章：ダイエットで起こり得る問題と解決法

第13章：ダイエットを伝える想い

第1章：まずは1キロ痩せてみよう！

痩せる7ステップがあります。この7ステップは私のお客様も実際に実践されている方法になります。

これを1週間試してみてください。

実践してくだされば、1週間で1キロ痩せることができます。

■1ステップ『自分の体重の変化を知ろう』

ご自身が1日で、どれくらい体重が増減しているか、ご存じですか?

まずしていただきたいのが、今の食生活のままでいいので、朝と夜の1日2回体重を測ってください。

朝測るタイミングは、起床後、お手洗いに行かれると思いますが、お手洗い直後に、体重を測って、メモでもアプリでもなんでもいいので、記録しておいてください。

夜測るタイミングは、寝る直前です。トイレも済まし、歯も磨き、あとは寝るだけの状態になってから、体重を測って記録しておいてください。

夜体重を測ってから、朝体重を測るまでは、よっぽどのことがない限り、飲み食いは禁物です。

これで、ご自身が1日でどれくらい増減しているか把握することができます。これを今日から毎日測定してください。

朝から夜にかけては、基本的には増加します。夜から翌朝にかけてが、1日の中で一番痩せるタイミングです。

痩せるのは非常にシンプルで、朝から夜の増加より、夜から翌朝の減少のほうが多ければ痩せます。

■2ステップ『1日200グラム痩せる食事法』

どういう体重の推移が理想かと言うと、朝から夜にかけて↓＋400グラム以内、夜から翌朝にかけて↓－600グラム以上。

これができると、1日200グラム痩せていきます。

※毎日これができる訳ではありません。毎日できると1か月で6キロ痩せますので。

では、朝から夜にかけて＋400グラム以内で抑えるための食事法をお伝えします。

①まずは量です！

ダイエットは内容よりも、まずは圧倒的に量の問題です。私が実際指導しているお客様には、私指定の食器をお渡しして、その量を守ってもらっています。

1食の食事量を300グラム以内にしています。内容は今の時点では気にしなくて大丈夫です。

②1日2リットルの水を飲む！

水はめちゃくちゃ大事です。「体重の増加を防ぐ」ことを考えたときに、方法が2つあることをご存じですか？

1つは、イメージしやすいと思います。食べる量を抑えることです。

もう1つが、排泄量を増やすことです。特に大事なのは、後ほど詳しくお伝えしますが、尿の回数が非常に大事です。

私のマンツーマン指導を受けている方は、1日に10～15回されます。

これができるようになるためには、水の摂取が非常に重要です。単純に増やせばいいのではなく、まずは午前中の水の量を増やしてください。

よくある質問で、お茶やコーヒーはダメですか？　と聞かれますが、飲んではダメと言うわけではありません。

ただし、それとは別に、水又は味なしの炭酸水を2リットル飲まれてください。

水を飲んでも、尿の回数が増えない方が稀におられますが、その原因は大きく分けて2つあります。


1つが、タンパク質不足になります。

尿を出すためには、アルブミンと言うタンパク質の一種が必要になりますが、そのアルブミンが不足しているため、排尿がうまくいかない方がおられます。

その方は、タンパク質を意識的に摂るようにしてください。

もう1つが、体質・持病・服用薬などの問題で排尿が上手くできない方がおられます。

この方は、水の摂取量を1・2リットル～1・5リットル程度にしてください。

〔体重の推移〕

年　　月

日付	1日	2日	3日	4日	5日	6日	7日	8日	9日	10日	11日	12日	13日	14日	15日	16日
朝体重	60.0	59.7	59.4	59.1	58.8	‐	…									
夜体重	60.3	60.0	59.7	59.4	59.1											
生理日																
便秘																

日付	17日	18日	19日	20日	21日	22日	23日	24日	25日	26日	27日	28日	29日	30日	31日	
朝体重																
夜体重																
生理日																
便秘																

年　　月

日付	1日	2日	3日	4日	5日	6日	7日	8日	9日	10日	11日	12日	13日	14日	15日	16日
朝体重																
夜体重																
生理日																
便秘																

日付	17日	18日	19日	20日	21日	22日	23日	24日	25日	26日	27日	28日	29日	30日	31日	
朝体重																
夜体重																
生理日																
便秘																

年　　月

日付	1日	2日	3日	4日	5日	6日	7日	8日	9日	10日	11日	12日	13日	14日	15日	16日
朝体重																
夜体重																
生理日																
便秘																

日付	17日	18日	19日	20日	21日	22日	23日	24日	25日	26日	27日	28日	29日	30日	31日	
朝体重																
夜体重																
生理日																
便秘																

■3ステップ『痩せるのはこのタイミング！　脂肪が燃焼するメカニズム』

どのように脂肪が燃焼しているかご存知ですか？

今からお伝えする内容は、多くの方が初めて聞く内容になると思いますが、この脂肪が燃焼するメカニズムを知らないと、ダイエットが非常に難しく感じてしまいます。

人間の体のエネルギー源は、タンパク質・糖質・脂質の3つがあります。三大栄養素と呼ばれます。

この3つのエネルギー源が使われる順番は、タンパク質↓糖質↓脂質の順で使われます。つまり、糖質を使いきらないと、脂肪が燃焼せず、痩せることはないということです。では、糖質を使いきったということが、いつわかるか…それは、血糖値が大きく関係しています。血糖値が80前後になったときに、初めて脂肪がエネルギー源に切り替わります。

血糖値が80前後になると、体にある反応が出ます。それは、お腹がグーと鳴ります。お腹がグーと鳴って、そこから脂肪がエネルギー源になります。

脂肪が燃焼されると、水になり、尿として排泄されます。尿は1回あたり、平均２００ml排泄されます。その結果、２００g痩せます。

お腹がグーと鳴ったときと、尿が排泄されたときが、痩せるタイミングです。１日の中で、この回数をいかに増やすかが、ダイエット成功のポイントです。

■4ステップ『あなたのダイエットは大丈夫！　正しい痩せ方と間違った痩せ方』

同じ10kg痩せたとしても、正しい痩せ方と、間違った痩せ方があります。

正しい痩せ方と間違った痩せ方は何点かありますが、今日は痩せる場所についてお伝えします。

間違った痩せ方をすると、必ず胸から上が落ちます。顔がやつれたり、おっぱいが小さくなったりする痩せ方です。

正しい痩せ方は、必ずお腹から下が落ちます。ウエストラインができ、お尻も小さくなり、脚も細くなります。

手軽に始めてしまいがちなダイエットですが、間違ったダイエットをすると、体の負担が大きく、健康被害や美容被害に繋がります。せっかく頑張って痩せたのに、肌・髪・爪がボロボロになったと言う方を何人も見てきました。

私はそう言ったことが起こらないように、正しいダイエットと栄養学をお伝えしています。

■5ステップ『水の重要性』

よくダイエットをする上で、水が大事だよと言うお話を聞くと思います。では、その理由をご存知ですか？

水の役割は大きく分けて２つあります。

1つが、老廃物の排泄です。これは、なんとなくイメージが沸くと思います。水が老廃物を運搬し、尿や便などで外へ排泄していきます。

もう1つの役割が、栄養の運搬です。栄養は水に付き、体内を循環していきます。

よくある質問で、お茶やブラックコーヒーはダメですか？　と聞かれますが、飲んだらダメなわけではないですが、別に水又は味なしの炭酸水をしっかり飲んでくださいとお伝えしています。

お茶やコーヒーも元は水ですが、その水に既にカテキンやカフェインなどの別の成分が付いているため、栄養が付くスペースがありません。そのため、水が必要です。

また、水を飲むと、むくむのが怖いと言われる方もおられますが、これは逆です。水を飲まないから、むくみます。

体内の水分は、成人で約60％と決まっています。

つまり、入れれば出るし、入れなければ出ません。むくみの原因は、古い水が溜まっているせいです。

新しい水を入れれば、古い水は出ていくのでご安心ください。1日2リットルを目標に飲んでみてください。

■6ステップ『外食時の体重の変動』

外食時の体重の変化をお伝えしていきます。

1ステップで朝夜の1日2回体重を測ってください、とお伝えしました。

例えば、外食した日、朝から夜の体重が1キロ増えていたとしましょう。

1キロ脂肪を燃焼させるためには、７２００カロリー消費が必要です。

これ、当然ですが、逆も同じで、１キロ脂肪を燃焼させるためには、７２００カロリー摂取が必要です。

その日の外食で、７２００カロリー摂取しているかと言ったら、摂っていない可能性が大きいです。

では、なぜ1キロも体重が増えているかと言うと、食べたものや飲んだものが1キロ分体内に残っているだけです。

それも2～3日以内に戻さないと、脂肪に変わってくるので、前後の食事を抑えながら戻していきましょう。

これはイメージできると思いますが、実はもう1つ増えるパターンがあります。

それが、外食した翌日の夜に体重が増加するパターンです。当日の増加はそんなになかったのに、翌日、通常の食事にもかかわらず、体重が増加しているパターンもあります。この原因は、むくみです。

人間の体内の塩分濃度は、０・85％で保とうとします。

外食をすると、味付けが濃いため、体内の塩分濃度が一時的にあがります。上昇した塩分濃度は、

0・85％に戻そうとします。

その戻す方法が、水で薄めるしかありません。そのため、外食した翌日は尿の回数などが減り、体内に水を一時的にため込む習性があります。

外食された翌日の朝は特に意識的に水を飲むようにしてください。

■7ステップ『停滞期の原因と、抜け出し方』

停滞期は、体重が5％くらい落ちると、一度来ます。では、停滞期の原因はなんでしょうか？

停滞期とは、簡単に言うと、体の防衛反応です。

人間のエネルギー源は、以前話した通り、・タンパク質・糖質・脂質この3つです。

今でこそ、飽食の時代で、食べ物が余る時代ですが、人類の長い歴史を見ると、飢餓の時代のほうが圧倒的に長く、人間の体は、脂肪を蓄えようとする性質を生まれつき持っています。

だから、1キロ痩せるよりも、1キロ太るほうが簡単です。

停滞期とは、その貴重なエネルギー源である脂肪がダイエットによって、ドンドン落ちていくと、体が心配し、防衛反応が働いている状態です。これが、停滞期の原因です。

この停滞期を抜け出すために必要なことは、栄養素です。ここで初めて栄養学の知識が必要になります。三大栄養素を働かせるために、補酵素と言って、ビタミンやミネラルを補うと、停滞期を抜け出すことができます。

第2章：ダイエット成功の方程式

■カロリー計算不要！　ダイエットは算数だった！

実はダイエットに難しいカロリー計算は必要ないってご存知ですか？　ダイエットに必要なのは算数です。

ダイエットには公式があります。

（入れた量）－（出た量）たったこれだけです。

つまり、どれだけ飲み食いして、どれだけ排出したかと言うことです。

これがマイナスなら痩せるし、プラスなら太るし、プラスマイナス0なら現状維持できます。

私のダイエットでは、水を約２０００ミリリットル飲んでいただき、食事は1食につき３００グラム以内に抑えてもらいます。

水の２０００グラムと３００グラムを3食の９００グラムを足して、入れた量は２９００グラムとなります。

排泄量は尿が一番多く排泄できます。

私のダイエットをすると尿の回数が非常に多くなります。その理由は後ほど書きます。多い方だと20回くらい出ます。平均すると13回くらいになります。10回以下だと少ないです。

1回の尿は多少個人差がありますが、約２００ミリリットル出ます。平均の13回出ると２６００グラム排泄する計算になります。

その他排泄する方法は便や汗になります。便や汗は４００～５００グラム排泄されると言われています。合計で３０００～３１００グラム排泄されます。

（入れた量）－（出た量）＝マイナス１００～２００グラムなので、１日で１００～２００グラム痩せる計算になります。

たった１００グラムと思われるかもしれませんが、30日続けたら３キロ痩せます。ダイエットは日々の積み重ねでしか大きな結果を得ることはできません。

まずは毎日継続することが最も大事なことになります。

ダイエットは９割食事です。まずは細かな内容は気にしなくていいので、量だけ守ってください。

■運動だけでは痩せない理由

ダイエットと言えば、運動と言うイメージをお持ちの方少なくないですよね。実はダイエットに運動は必要ありません。私のダイエットは、お客様に運動をしていただくことはありません。

勿論、運動が悪いとか逆効果になると言うことはないですし、体を動かすことが好きな方はしていただいて問題ありません。あくまでも、私のダイエットには運動が必要ないということです。

では、なぜ運動が必要ないかというと、運動だけで痩せるのは非常に難しいからです。

脂肪を１キロ燃焼するためには、７２００キロカロリー必要です。

７２００キロカロリーを消費するために必要な運動量は、なんとフルマラソン３周です。

汗をかけば体重は一時的には落ちます。しかし、脂肪を燃焼しようと思ったらそれくらいの運動量が必要です。

どうですか？　運動だけで痩せるのは現実的に考えて難しそうじゃないですか。

勿論、運動の効果は脂肪を燃焼させることだけではないので、無意味ということではないですし、割れた腹筋などを手に入れたければ、運動やトレーニングは不可欠です。

しかし、ダイエットと言う観点から見ると、運動は不要です。ダイエットとボディメイクは別物と考えたほうがいいです。

■痩せるメカニズム

どうのようにして脂肪が燃焼し、体重が落ちていくかご存知ですか？　ダイエットを行っていく上で、非常に大事なところになります。

私がお客様を指導させていただく中で、落ちが悪い場合、この痩せるメカニズムのどこにエラーが生じているのかを探し、それに対する改善案をお伝えしています。

人間のエネルギー源は、三大栄養素と呼ばれるタンパク質・糖質・脂質の3つが主になります。使われる順番もタンパク質↓糖質↓脂質の順で使われます。

実は、タンパク質は三大栄養素と言われていますが、構成要素としての働きが主になります。肌や髪の毛や筋肉や内臓などの構成に使われることが多く、余ることがあまりありません。

ダイエットをするとなると、やはり脂質をエネルギーに変え、燃焼させていく必要がありますが、そのためには、糖質を使い切らなければなりません。

糖質制限ダイエットというのが存在するのは、これが理由です。糖質を制限することにより、早い段階で脂質をエネルギー源に変えるのが目的とされています。

では、脂質がエネルギー源に変わるタイミングはいつかというと、血糖値が大きく関係しています。

血糖値が80前後になったときに、エネルギー源が糖質から脂質に変わります。

体がこれ以上糖質を使えないと判断したタイミングが血糖値が80前後になります。

これ以上糖質を使うと低血糖を起こし、最悪健康被害を招いてしまいますので、過度な食事制限は控えましょう。

しかし、今ご自身の血糖値がどれくらいかわからないと思います。

実は血糖値が80前後に下がったときに、体にはあるサインが出ます。

それはお腹がグーっとなります。お腹がグーっとなり、空腹を感じたときに初めて脂肪がエネルギー源となります。

脂肪がエネルギーとして使われると、燃焼されていきます。燃焼された脂肪は水になり、尿として排泄されて行きます。

尿は１回あたり平均２００ミリリットル排泄されるので、結果として体重は２００グラム痩せます。これが痩せるメカニズムです。

体重を落とそうと思ったら、体内にある何かを体外に排出する必要がありますが、一番効率のいいのが排尿です。

便の回数を増やすのはなかなか難しいですが、尿の回数を増やすのは比較的簡単です。

私のダイエットをされているお客様は脂肪の燃焼効率がよくなってくると多い方で、1日20回程度排尿されます。

体重の落ちが悪い方は、単純に食べ過ぎの可能性も勿論ありますが、糖質を使い切る前に次の食事を摂ってしまい、脂質の燃焼がされていない可能性も十分に考えられるので、食事を摂るタイミングを見直してみてください。

食事を摂る時間がバラバラな方は、時間に囚われないように食事を摂るようにしてください。

例えば、営業職の方などによく見られるのが、12時に商談が入っていて、昼食を食べる時間がないから、時間が空いている11時食べておこう。と言う感じで、空いている時間に食べてしまいがちです。

これをしてしまうと、血糖値が下がり切る前に食事を摂ってしまうので、痩せにくくなります。

この場合は、商談後に食べるか、朝食を食べない又は軽めにしておいて、早めの昼食を食べるようにしてください。

前後で調整しましょう。

〔痩せるメカニズム〕

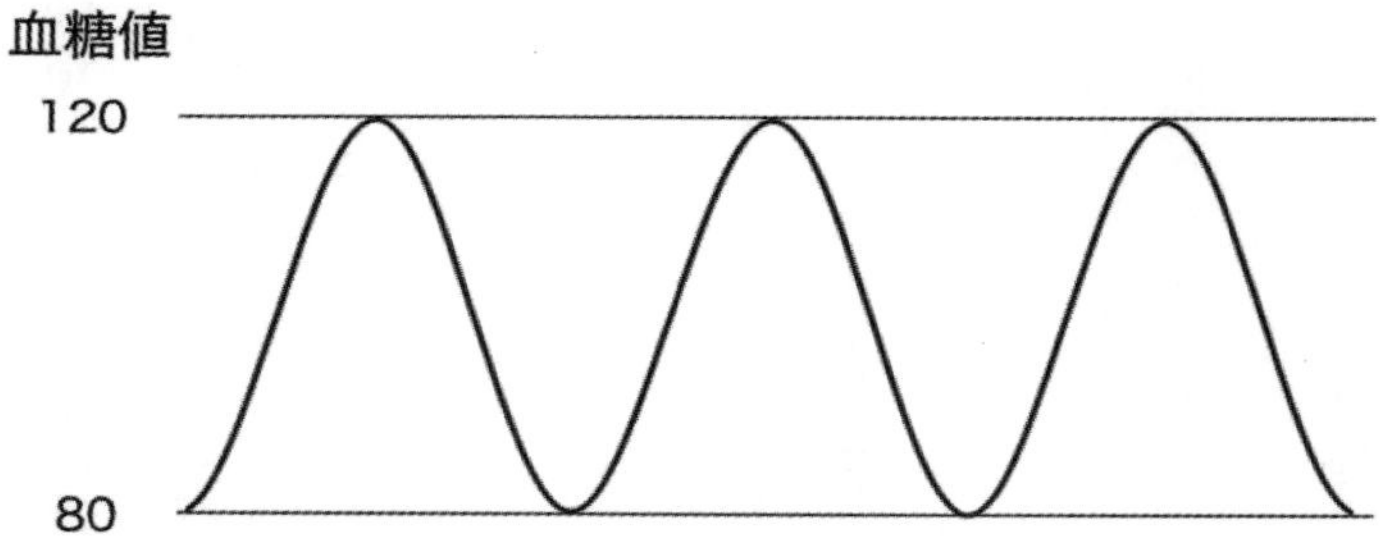

血糖値 80 前後

↓

お腹がグーと鳴る

↓

脂質がエネルギー源

↓

脂肪の燃焼

↓

燃焼した脂肪が水になる

↓

尿として排泄 (200mℓ)

↓

200g 痩せる

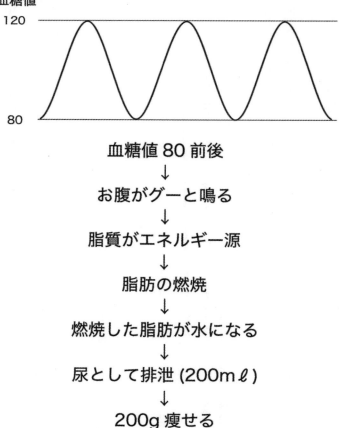

■体重とウエストの関係

体重とウエストの関係は基本的に1対1になります。体重1キロに付きウエストも1センチです。例えば、体重が5キロ痩せたら、ウエストも5センチ細くなります。逆も然りで、体重が5キロ太ると、ウエストも5センチ太くなります。

これが基本的な体重とウエストの関係になりますが、『ウエスト先行型』と呼ばれる痩せ方が存在します。

これは、体重1に対してウエストが2～3変化します。

体重が2キロ落ちたのに対して、ウエストが5センチ細くなるというような痩せ方をします。

この痩せ方をする方は、体重の落ち方は緩やかですが、お腹周りがどんどん細くなって、体重以上に見た目の変化が出る痩せ方になります。

体重の落ちがイマイチよくないなと感じる方は、ウエスト先行型の可能性があるので、ダイエットをスタートする際は、体重だけでなくウエストも必ず計測し、毎日でなくてもいいので、定期的にウエストの測定もするようにしてください。

体重の減りが悪いとモチベーションが下がりやすいですが、ウエスト先行型とわかったら少し安心できます。

ウエスト先行型の方は体重も勿論大事ですが、そこばかりにフォーカスを当てずに、今までキッかったパンツなどを一度履いて見てください。もしかしたら、スッキリ履けるようになっているかもしれません。

また、ウエスト先行型の方は増えるときも、体重の増加以上にお腹が出てきます。

体重はそんなに増えてないのに、お腹が出てきたと感じられる方は、ウエスト先行型かもしれません。

■停滞期になる原因

ダイエットをする上で、憎き憎き停滞期。ダイエットをしたことがある方は、ほぼ全員一度は経験あると思います。

私のダイエットも停滞期は必ず訪れます。

そもそも停滞期とは、なぜ起こるのかご存知ですか？

停滞期とは、実は体の防衛反応から引き起こされます。

ダイエットをすると脂肪が減少していきますが、脂肪は元々人間にとって大事なエネルギー源です。

今でこそ飽食の時代で、毎日大量の食品が廃棄されるくらい食べ物がありふれている時代ですが、人類の長い歴史を見ると圧倒的に飢餓の時代が長いです。

そのため、人類の体は「脂肪は蓄えるもの」として遺伝子に組み込まれています。

多くの方が「1キロ痩せるのは難しいのに、1キロ太るのは簡単」というのはこれが理由です。

つまり、脂肪は飢餓に備えて蓄えるようになっていますが、ダイエットを進めていくと、大事なエネルギー源である、脂肪がどんどん減ってしまいます。

そのときに、体がまた飢餓の時代に突入したと判断し、脂肪の燃焼をストップするように防衛反応を働かせます。

これが、停滞期が起こる原因です。

■停滞期を抜け出す方法

では、どうした停滞期を抜け出すことができるのでしょうか？

ご自身でダイエットされていて、停滞期を抜け出せずにダイエットを挫折したことある方は、ぜひご自身の体験に重ね合わせて読み進めてください。

停滞期を抜け出すためには、栄養の力が必要になります。

人間のエネルギー源である三大栄養素のタンパク質・糖質・脂質以外に、特に必要になるのがビタミン・ミネラルになります。

ビタミン・ミネラルは補酵素と呼ばれ、三大栄養素の働きを補う役目を持っています。

三大栄養素にビタミン・ミネラルを足したものを、五大栄養素と呼びます。

脂肪という、大事なエネルギー源が減少したときに、その働きを補ってくれる、ビタミンやミネラルがあると、体は防衛反応を解除し、また脂肪の燃焼を再開します。

無理な食事制限や、運動のみで痩せようとすると、必要な栄養素が不足し、脂肪燃焼の再開がされなくなってしまいます。

結果として、停滞期を抜け出せず、モチベーションが下がり、ダイエットを諦めてしまう方が少なくありません。

停滞期がくる目安は、元々の体重の５％減少したときに起こります。60キロの方ですと、３キロ前後落ちたタイミングで一度停滞期が来る計算になります。

５％は落ちるけど、それ以上がなかなか落ちないという経験ないですか？

私がお客様に指導する際は、停滞期の最中は、体重は本当に落ちないので、落ちなくても気にしなくて大丈夫です。その代わり、増えないようにだけ気をつけてくださいとお伝えしています。

また、停滞期でなかなか体重が落ちないからと言って、過度な食事制限をすると、食事から摂れる栄養価が更に減少し、逆効果になってしまうので、バランスのよい食事を心がけましょう。

■ダイエット中の生理で気をつけること

生理も停滞期と同じように、体重が落ちにくくなるタイミングの１つです。

女性ホルモンは肥満ホルモンと呼ばれ、生理の前後は女性ホルモンの分泌が多くなり、体重の落ちにくいタイミングになります。

生理前後の体重が落ちにくいタイミングは、３つのパターンに分けられます。

①生理開始の４～５日前に落ちにくいパターン

②生理２～３日前から生理２～３日目に落ちにくくなるパターン

③生理開始から生理終わる日まで落ちにくいパターン

この３つのパターンで落ちにくい日がありますが、ダイエットの停滞期同様、この時期は本当に落ちにくいので、落とさなくて大丈夫です。

増えないように気を付けてください。

まず大事なのが、ご自身がどのパターンで落ちにくいか把握することが大事になるので、毎日の体重を測定し、生理日と見比べてください。

基本的には、毎月同じパターンになりますが、①と②の組み合わせ、②と③の組み合わせなる可能性があります。①と③の組み合わせはほとんどありません。

〔生理のときの停滞期〕

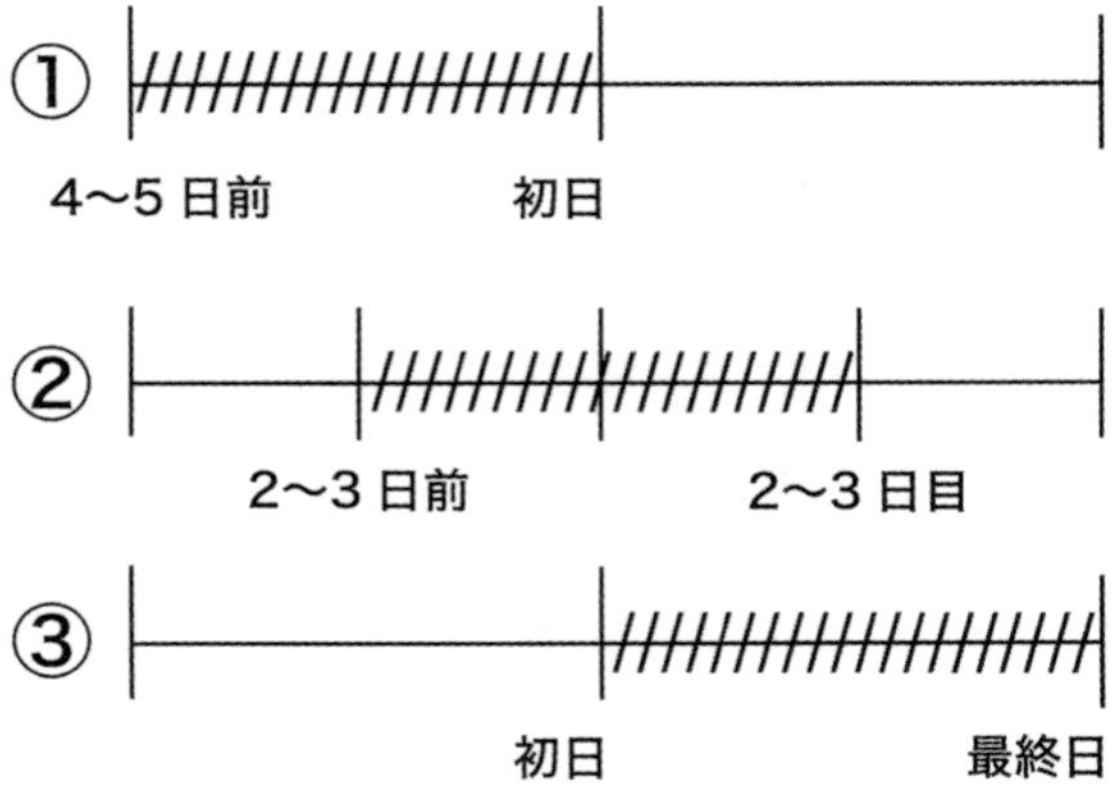

第3章：ダイエット成功事例

■年々右肩上がりで体重が増加していた27歳男性N様

私が中川先生にお世話になったのは、今から7年前です。

今でも2キロ前後の増減はあるものの、キープできている状態で、先生の言われていた「正しいダイエット身につけたら、多少増えても、自分ですぐ戻せるのでリバウンドはほぼない」という言葉を身をもって感じています。

当時の私は、仕事が忙しく外食ばかりで不健康かつ肥満体型まっしぐらでした。

そこで先生の存在を知り、3か月間お世話になりました。

ダイエットの方法はもちろん効果につながるもので、とても満足していますが、それ以上に生活習慣や考え方が大変勉強になりました。

その学びがあったからこそ、先生のところを卒業しても体重のキープができているのだと思っています。

ダイエット中は、本当に運動は一切必要なく、食事も最初は難しいのかなと思っていましたが、実際は全く難しいことなく、一番大事な継続するということができました。

あのままの生活を続けていたら、将来間違いなく何かしらの病気になっていただろうし、体が重くどこかに痛みが出ていたかもしれません。

先生に出会えて本当によかったと心から思っています。

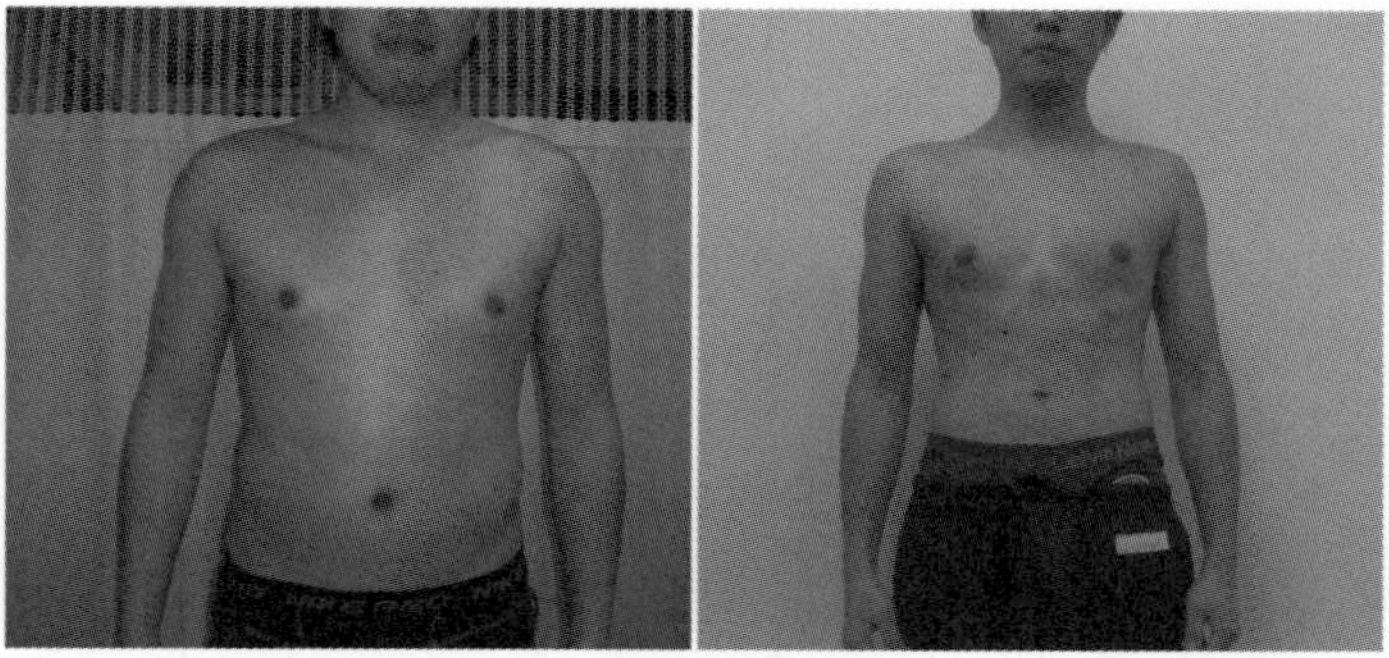

年々右肩上がりで体重が増加していた

２７歳男性N様

体重：69.0kg→62.0kg

体脂肪：23.5%→16.1%

ウエスト：85cm→72.5cm

■産後3か月で妊娠前のパンツが履けるようになった41歳M様

私には年子の4歳と3歳の男児がいます。

40歳の年に上の子を妊娠し、臨月時の体重は、妊娠前からするとプラス16キロ。妊婦とは言えさすがに太りすぎて、検診の度にお医者さんから注意を受けていましたが、実際はどうすることもできず、出産を迎えることになりました。

出産後、元々整体で通っていた、福岡市にあるビューティカイロクリニックヴレさんでお世話になり、約2か月でその16キロを戻しました。

ダイエット内容は運動は一切なく、きちんとした食事をすることで栄養を身体に入れて脂肪燃焼させることで体重を落とすことができました。

子どもが生まれたばかりで、運動する気力も体力も時間もなかったので、本当によかったです。

ダイエットして半年後に2人目を妊娠しました。

同じく臨月時は妊娠前より16キロも増えてしまいましたが、1度成功した産後ダイエットの経験があるため、2人目出産後も2か月でその16キロを戻しました。

下の子を出産してから3年経ちますが、リバウンドなく、過ごせていることも、本当にありがたいし、あのとき学んだことが本当に役に立っています。

むしろ、年齢を重ねた今のほうが身体の調子もよいのを実感しています。

またその知識は、私だけでなく主人や子供にも、食事を通じて実践できることがたくさんあるので、家族の健康も守っていけると実感しています。

ダイエットって、キツイ、辛い、苦しいなどマイナスな印象を受ける方も多いでしょうが、私がやったダイエットは全くその感覚はなく、体重計に乗るのが楽しく、鏡を見る回数も増え、肌の調子もよくなりました。

そして何より食事のバランス、例えば外食の際に、ダイエットする前は何も考えていなかったんですが、ダイエットを学んで、栄養などを考え食べるものを選ぶようになりました。

体型も変わったんですが、一番変わったのは思考だと思います。

産後のママさんは、なかなか自分のために、エステやジムに長時間通うことは難しいと思います。ヴレさんでは、子どもも一緒に連れて行っても、嫌な顔一つされず、快く引き受けてくださったこともとてもありがたかったですし、たったの３か月で結果が出せたので、ずっと通い続ける必要もなかったのでとても助かりました。

また上の子が生後半年ごろから小児湿疹に悩んでいましたが、中川先生がその点でもアドバイスをしてくださり、薬などに一切頼ることなく、１歳になる頃には綺麗になくなっていました。今でも全く再発はしていません。

中川先生に学んだことは、ダイエットだけでなく、美容や健康すべてに通じるものだと思うので、これからも実践していきたいと思います。

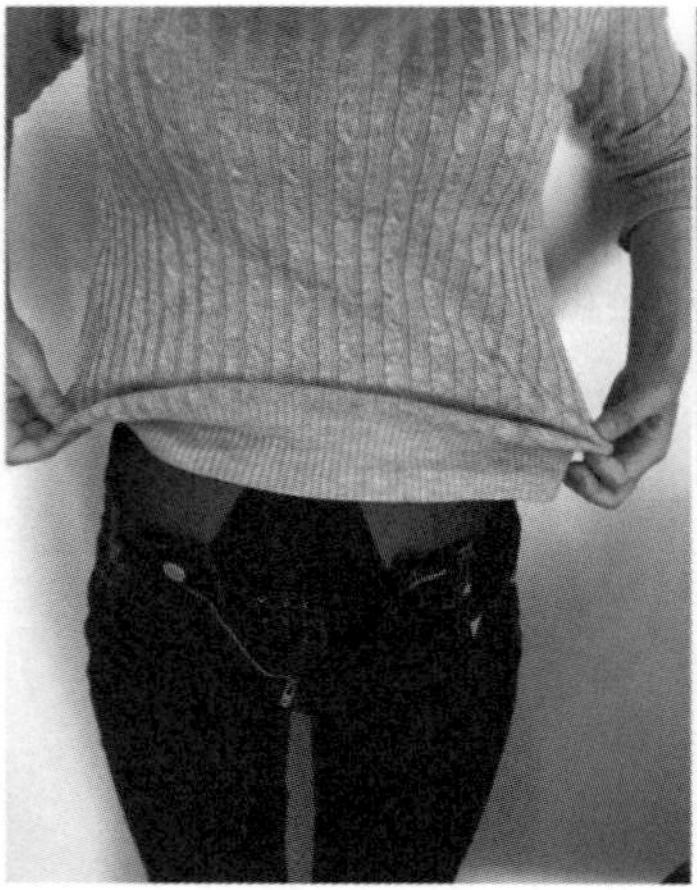

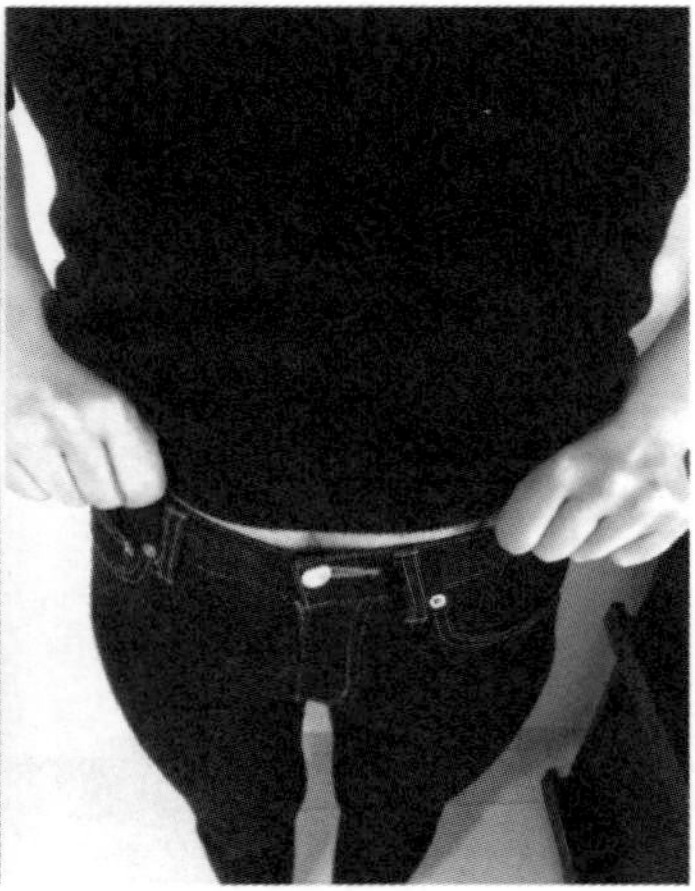

産後３か月で妊娠前の
パンツが履けるようになった
４１歳M様

■30キロの減量に成功した28歳男性K様

私は以前から体重と体型が気になっていました。

そんな私が痩せようと思ったきっかけは、体の痛みとファッションに関する制約でした。

太っていたことが原因で腰や足首がずっと痛く、整骨院などで治療を受けても一時的な改善にしかならず、先生からも「痩せないと治らない」と言われていました。

また、ファッションが好きなのに、体型のせいで自分の着たい服を選ぶことができず、仕方なく入る服で妥協するしかありませんでした。

いい加減痩せようと思い、まずはランニングを始めたところ、腰痛が悪化しすぐに断念しました。

その後もネットやユーチューブで見つけた様々なダイエット方法を試すも、全く痩せることができませんでした。

食事制限は食欲に勝てず全く続けられませんでした。

「自分は意志が弱く、何をしても続かないんだ」と自己嫌悪にすら陥っていました。

そんなときにInstagramでこのダイエット法を導入している福岡の草場先生のことを知りました。

運動なしで、無理な食事制限もカロリー計算も必要ないということで、半信半疑でしたが、迷っていても仕方ないと思い、思い切って申し込むことにしました。

最初は3日坊主の私が継続できるか不安でしたが、草場先生の指導通り実践してみると、たった1週間で4・6キロも痩せることができました。

過去のダイエットは辛く、我慢が多いせいで続けられませんでしたが、驚くほど食事制限を感じることがなく、どんどん痩せていくので、初めてダイエットが楽しいと感じました。

1か月経過したあたりから、周りの人にも気づかれるようになり、ダイエットがもっと楽しくなってきました。3か月でマイナス22・4キロ達成、8か月後32・1キロのダイエットに成功することができました。

30キロ以上のダイエットをしたので、周りから体調を心配されることも多々ありましたが、実際は逆で、明らかに太っていた頃よりも体調がよくなりました。

栄養学と体の仕組みを教えていただき、習慣化ができたので今でもリバウンドしていません。

痩せた今は腰の痛みは全くなくなり、好きな服を着れるようになりました。

痩せた今はずっと悩まされていた腰の痛みは全くなくなり、ストレスなく遊びも仕事も楽しめるようになりました。

元々好きだったファッションも今までは、着たい洋服よりも、着れる洋服で妥協していましたが、今では好きな服を着れるようになりました。今まで着ていた洋服はすべてブカブカになってしまったので、この体型には戻らないと言う決意の意味を込めて、昔の服はすべて処分しました。

私はこのダイエットで人生が変わりました。本当にありがとうございました。

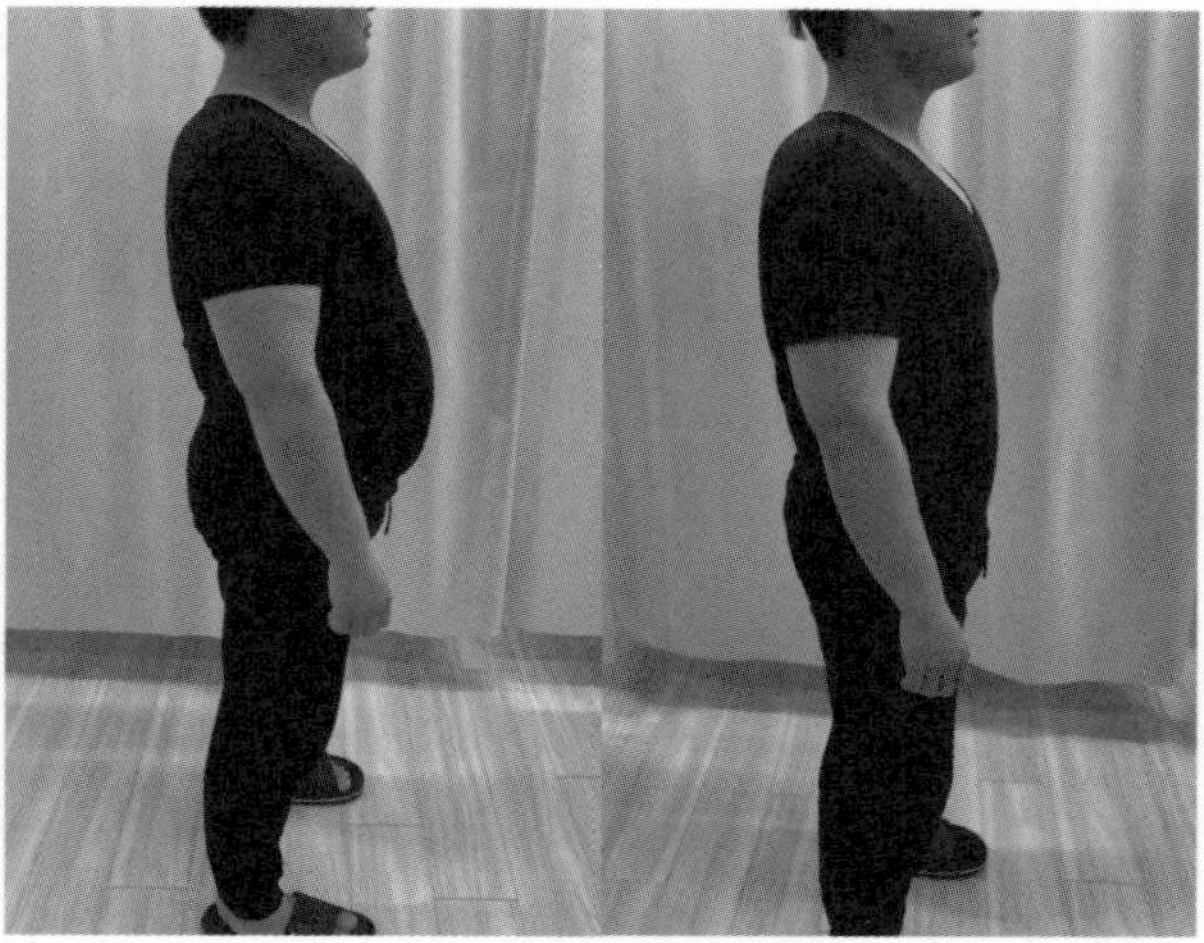

３０キロの減量に成功した２８歳男性Ｋ様

■結婚式前に30キロ減量に成功した30歳女性E様

小学生ぐらいからぽっちゃりとした体型でしが、歳を重ねるにつれて、肥満度も上がっていきました。

太っていることで自信をもてなかったり、着たい洋服が着ることができなかったり、友達と買い物に行きづらかったりと不自由な思いはしていました。

ただ、友達には恵まれていたので、いじめられることなどはなく、そのせいか、自分の体型はずっと気になってはいましたが、ずるずると過ごしていました。

そんなとき、結婚することになり、ドレス選びを始めました。

ドレスを初めて着ると、普通の人は「わぁー。きれい」と喜ぶところでしょうが、わたしはあまりのひどさに絶句してしまいました。

そこで、「痩せなきゃ！」という気持ちが強くなりました。

それから、インターネットで色々と調べました。

今までも何度となくダイエットには挑戦していました。

病院、薬局など色々と試しましたが、ある程度痩せはするのですが、すぐにリバウンドをすることを繰り返していました。

そんなとき、ヴレさん（中川先生）のホームページに行きつき、とても興味をもてる内容だったこと、ＬＩＮＥで気軽に予約ができそうだったことなどがあり、はじめは迷いましたが、勇気を振り絞って、予約をしました。

いざカウンセリングに向かうと、説明を丁寧にしてくださり、始めようか迷っている私に「一緒に頑張りましょう」と背中を押してくださりました。

このことで、やる気をもってダイエットを始めることができました。

このダイエットのよかったところは、大きく３つあります。

まず１つ目は、定期的に通うことで自分の体を管理してもらえることです。

また、毎回丁寧に向き合って下さり、どんな質問にも答えてもらったり、丁寧に測定してもらったりととても好感がもてました。

次に２つ目は、無理な食事制限はなく、３食食事を食べることができることです。

また、苦手な運動もしなくてよかったのは助かりました。

運動もしていないのに、順調に体重が落ちていくので、やる気を途中でなくすこともなく続けることができました。

最後に３つ目は、ダイエットを終了した後も自分の体重調整の仕方がわかるということです。

どこまで食べたら太るなどということが理解できるようになっているので、食べ過ぎたら調整することが自分でできるようになりました。

ダイエットが進んでいく中で、自分の周りの人たちに「痩せたね！」などと気づいてくれる人がいて、それもやる気の1つになりました。久々に会う人には、びっくりもされました。

このダイエットが成功したことで、体型のことで周りの目を気にする必要がなくなり、自信がもてるようになりました。

また、自分が着ることができる服を選ぶのではなくて、自分の着たい服が着れるようになりました。

そして、結婚式もドレスをきれいに着ることができ、とてもいい思い出とすることができました。

その後、2人の子宝にも恵まれましたが、昔の私の体型のままでは、妊娠も出産もできていなかったと思います。

体重が落ちるだけではなく、私の人生を大きく変えてくださいました。

成功した経験があり、信頼をしているヴレさんでしたので、2人目出産後の産後整体でお世話になって際に先生とお話をしていたら、もっと痩せたいともう1回チャレンジすることになり、1回目のときと少し違うやり方になっており、ダイエット法も日々改善・進化していることがわかりました。

その2回目も大成功することができ、体重が減ったことで体が明らかに軽くなり、仕事・家事・育児がとても楽になりました。

自分史上1番痩せている体になることができ、ヴレさんにはとても感謝しています。

結婚式前に３０キロ減量に成功した ３０歳女性Ｅ様

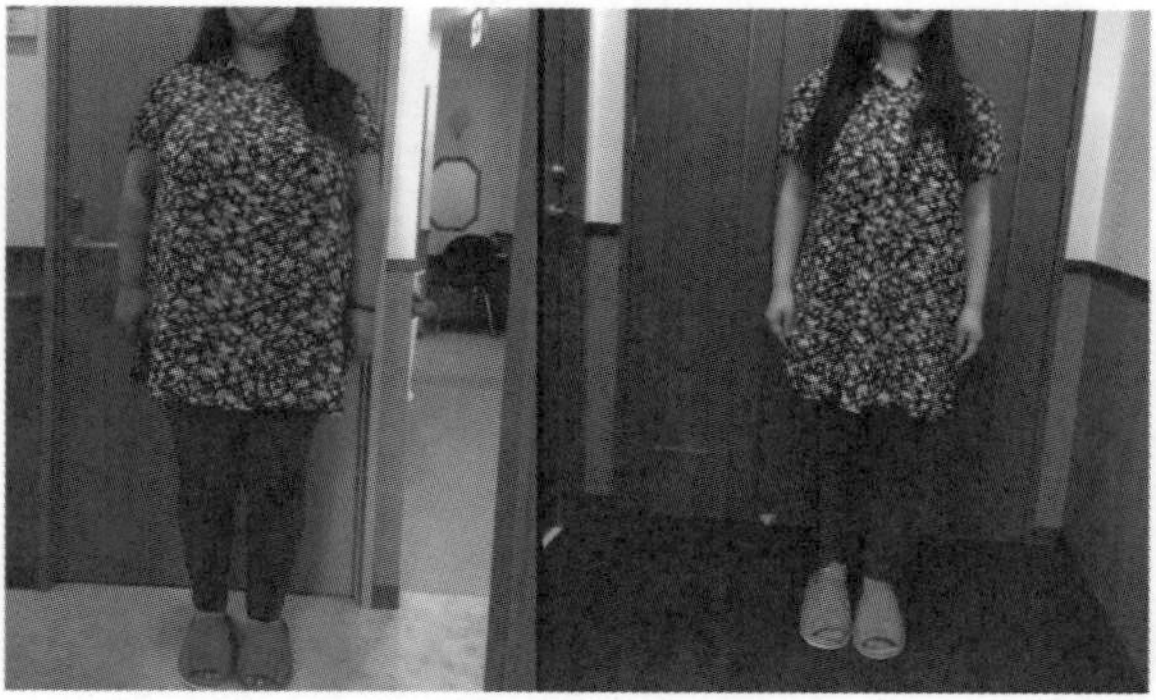

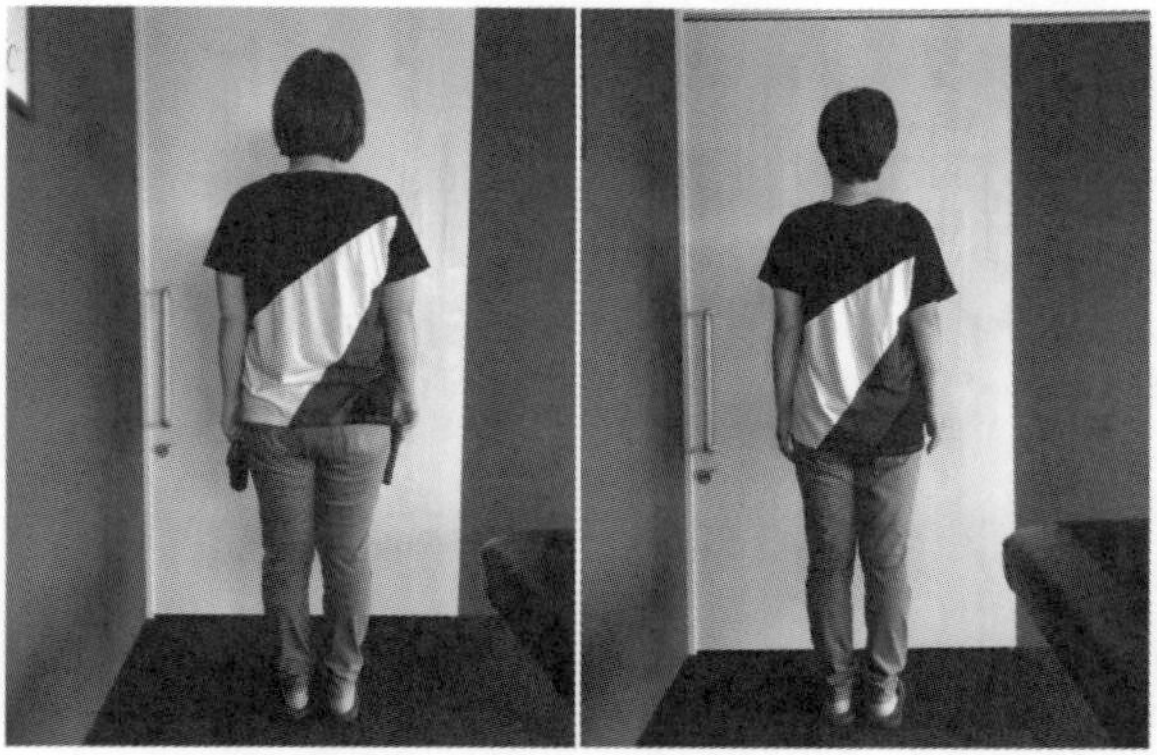

■産後太りで悩んでいた27歳女性H様

7年前…今の主人と結婚する前に同棲をするために福岡からでて、和歌山で二人暮しを始める頃は至って標準体型156センチの52キロでした。

同棲がはじまってからは、仕事もせず毎日寝て食べての繰り返しで、どんどん美意識も失われ前まで履いていたスキニーが入らなくなったり、そしてみるみる太っていき6年後にはなんと体重が156センチで65キロでプラス13キロになっていました。

写真をとられるのも嫌いになったし、好きな洋服を着ることもできない容姿を気にして怒りっぽくなるし、お出かけも嫌いになり、気分の浮き沈みも激しくなっていました。

そんなときに中川先生のダイエット法を導入しているサロンさん（福岡県久留米市のアンドミーさん）に出会い、みるみる痩せていき1か月で5キロは落ちました。

そんなときになんと主人との間に子供を授かりました。

ずっと結婚してなかなか子供ができなくて悩んで病んで、もう2人で暮らしていこうかなと諦めていたところに舞い込んできた天使でした。

そこから出産を終え、63キロからまたこのダイエットを再開し、なんと3か月で55kgまで落ち、マイナス8キロを達成！　痩せるメカニズムを自分で取得できたので、引き続き48キロまで落としたいと思います！　親身になってサポートしてくださったアンドミーさんに感謝です！

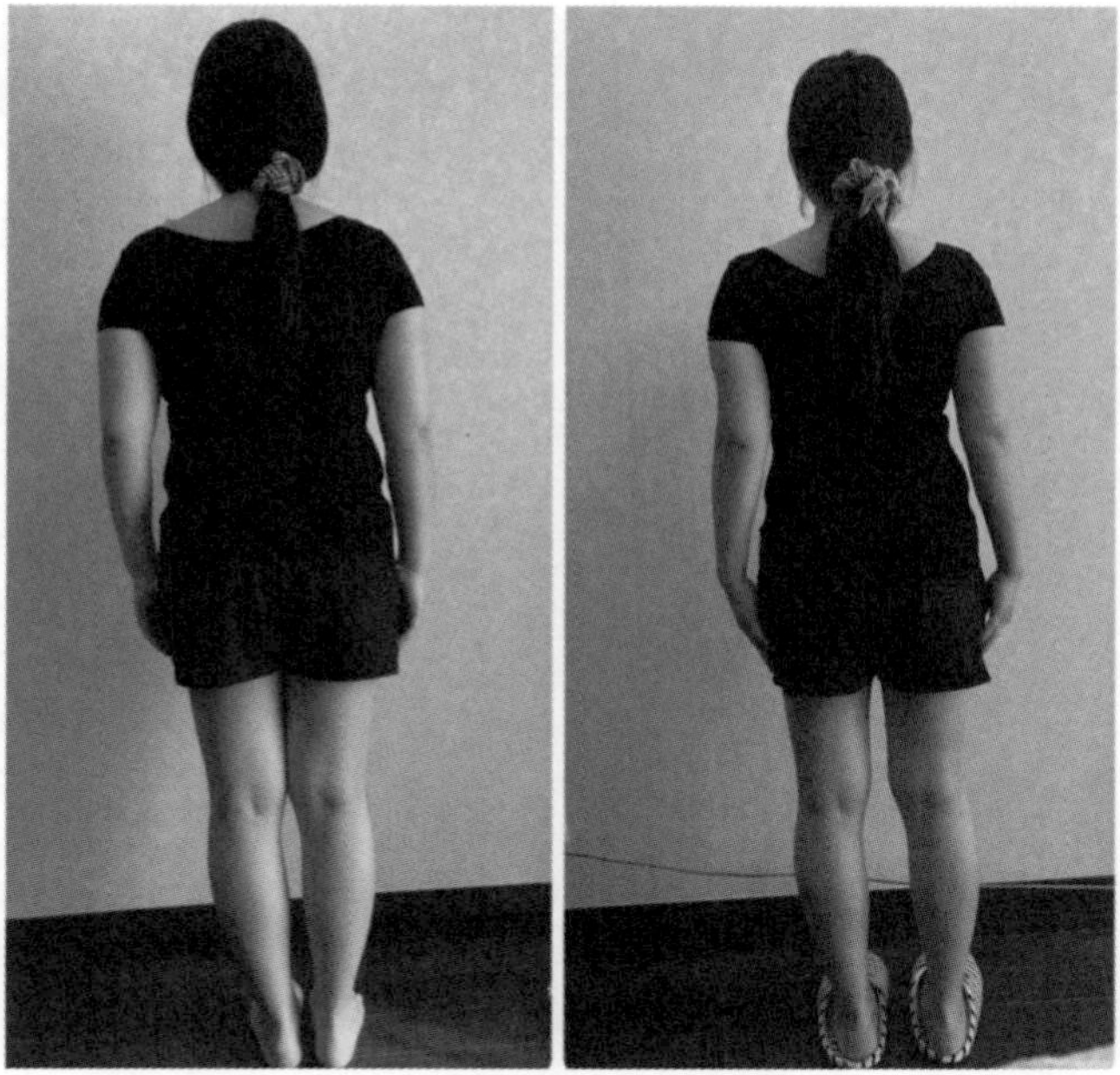

産後太りで悩んでいた
２７歳女性Ｈ様
体重：-8.1kg
ウエスト：-9cm
下腹部：-12cm

■何をしても痩せなかった方でも成功30代女性M様

2人目出産後に体重と体型が1人目と違って全然元に戻らず、仕事や育児があるので、なかなか自分の時間もつくれない、何より運動が苦手…そんなときに、このダイエット方法を導入されている埼玉県所沢市の向陽整骨院さんを知り、運動なし！　無理な食事制限なし！　リバウンドしにくい！　というフレーズに思わず、このダイエットなら私に向いているかもと思ったのと、期間が3か月間だったということが決め手でした。

実際に、ダイエット開始してから何が驚いたって食事をしながら痩せられたことです！

今までダイエットしても長く続けられなかったのですが、3食食べていいダイエットだったので辛いってことなかったのと毎日3時のおやつに間食するのが日課だったのですが、気づいたときには間食したい欲もなくなっていたのがビックリしました！

バランスのいい食事がよいって言うのは、聞いたことがありましたが、『なぜ、バランスのいい食事をしたほうがいいのか』をわかりやすく説明して貰えたので、食事の大切がわかり実戦することができました！

「なぜ、それをする必要があるのか？」を教えてもらえたことが、ダイエットを継続できた理由な気がします。そして、何より嬉しかったのは体重が減っただけでなく体脂肪も減って見た目も変わったことが本当に嬉しかったです！

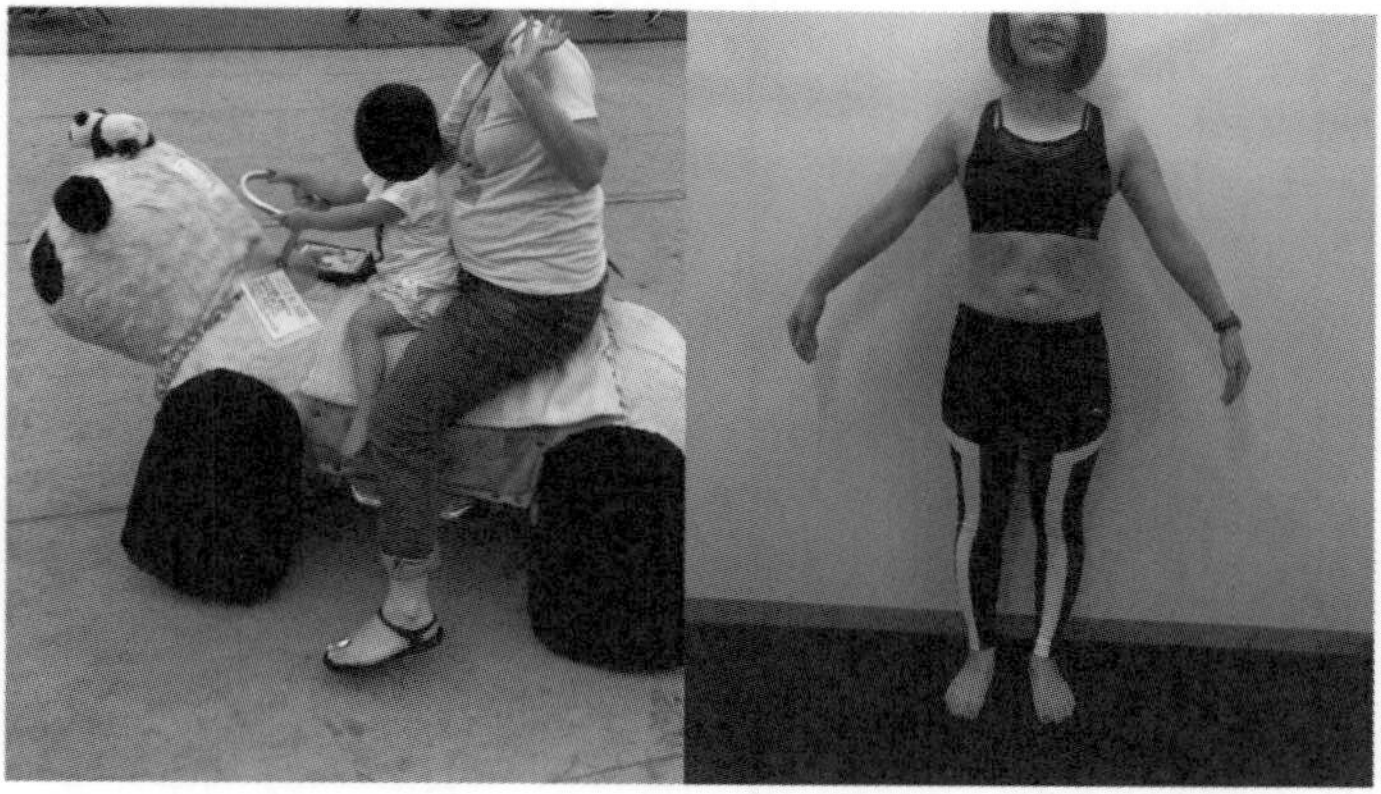

何をしても痩せなかった方でも成功

３０代女性M様

■腰痛の改善を目的にダイエットをされた30代男性O様

私がダイエットをしようと思った理由は、もともと腰痛があり、整形や整体でも痩せろと言われていましたが、そこの先生からは具体的なダイエット方法のアドバイスをいただけることはなく、何をしていいか悩んでいました。

またもともと痩せていた時期もあるため、写真映りが悪くなってきたなと感じたり、痩せていた頃の礼服が着られなくなってしまい、痩せなきゃなぁとはずっと思っていました。

ダイエットは何度も自己流で行ったことがあるため、いつも一定のところまでは痩せるのですが、それ以上はどうしても痩せられず、ずっとぽっちゃり体型でした。

そんなときに妻にすすめられて愛知県日進市の大場はりきゅう接骨院さんでダイエットを知りました。

私はカウンセリングを受けて先生のダイエットを受けることを決意しました。

理由としては、やることはわかりやすく、運動はしなくてもいいのと、この方法なら絶対痩せるとお話から感じたからです。

内容も簡単で、順調に体重が減り3か月経ったときには76・5キロだった体重が64・9キロとマイナス11・6キロを達成しました。

しかも自分では痩せられなかった76キロから痩せることができて昔の体重を取り戻せたことが嬉

しかったです。

先生から整体も受けながらダイエットしたので、腰痛も完全になくなりました。

３か月間で痩せる体質や習慣が身につき、ダイエット終了から1年以上経ちますが、体重は65キロ付近をふらふらする感じで維持できています。

仕事が忙しいのと、腰痛があると言うこともあり、なかなかジムに通う時間などもつくれなかったので、こちらのダイエット法はシンプルで非常に助かりました。

自宅でできることがほとんどなので、卒業後も再現性が高いのもリバウンドがない要因の１つだと思います。

また、痩せたことにより、妻はもちろん、子供も喜んでくれているので、本当に痩せてよかったと実感しています。

元々、自分のために始めたダイエットですが、結果的に、周りの人も喜んでくれていることに気づきました。

逆に、ダイエットをせずに、以前の体型のまま過ごしていたら、もしかしたら病気になったり、腰痛が悪化して、家族に迷惑をかけていたかもしれないと思うと、早い段階でダイエットを決心して本当によかったです。

痩せさせてくれた先生と教えてくれた妻にとても感謝しています。

ありがとうございます。

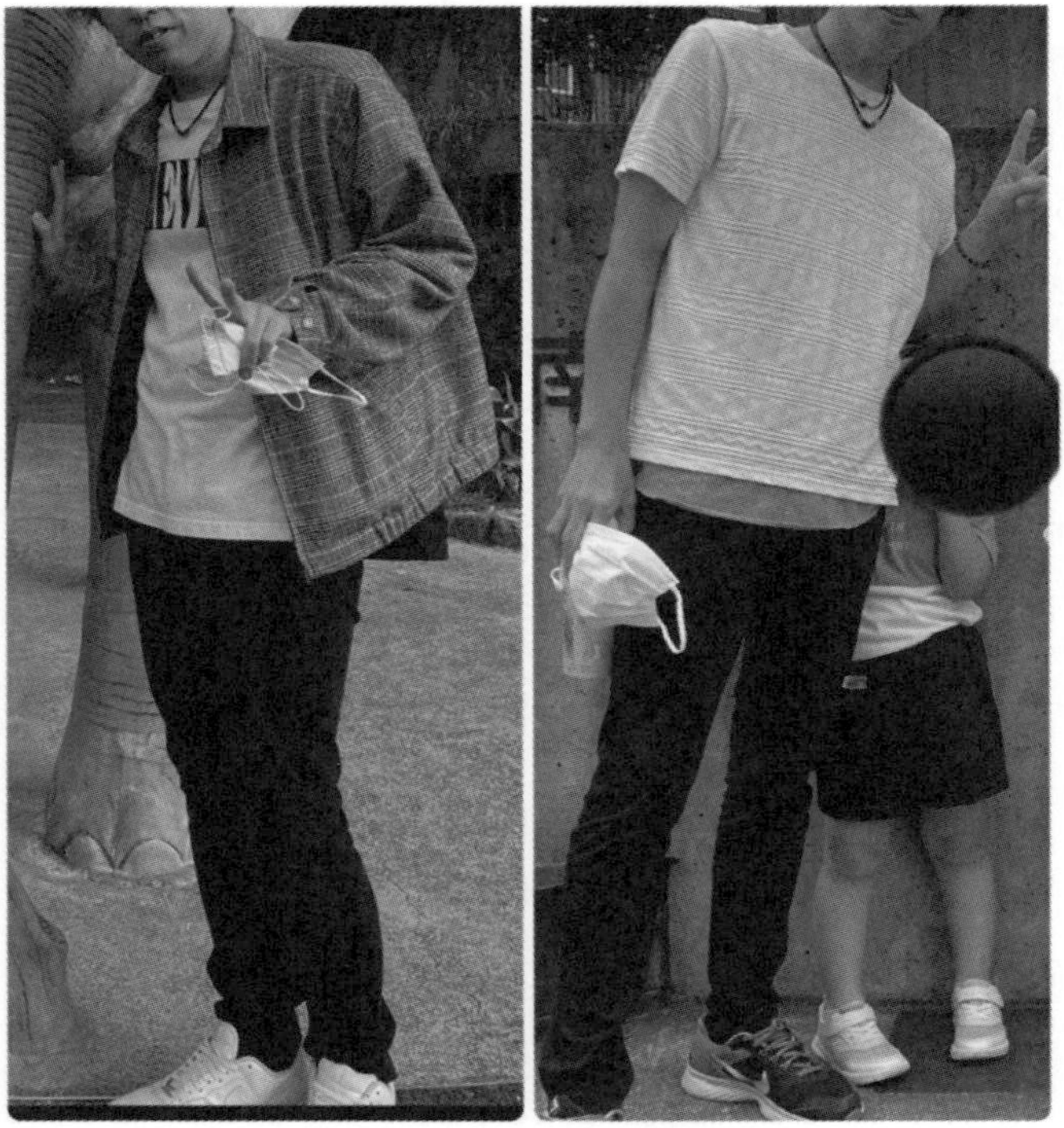

腰痛の改善を目的にダイエットをされた３０代男性Ｏ様

■着たい洋服よりも、着れる洋服ばかり選んでいた30代女性S様

私がダイエットをしたいと思ったのは年々体重が増えるせいで、体型を隠す服から自分の好きな服を着れるようになりたかったからです。

今まで色々なダイエットを経験してきました。

運動して痩せても続かなくてリバウンドを繰り返したり、糖質制限をして体調を崩したりしてダイエットは我慢の塊のイメージが自分にはありました。

インスタグラムで愛知県日進市のオオバサロンさんのダイエットを知り、苦手な運動がないこと、糖質制限がなく自分だけダイエット食にしなくていいのが頑張れそうだなと思いました。

ダイエットを始めてからは本当に運動なし、無理な食事制限なく、先生との約束事を守っていたらどんどん痩せていったので、とてもびっくりしました。

おかげで3か月で7・1kg痩せることに成功しました。

服のサイズもMサイズからSサイズに変わり、自分の好きな服を選べることがとても嬉しいです。

ダイエットを始めていなかったら今だに悩んでいたのと、自己流でやっていたら途中で辞めていたと思うので、ここまでサポートしていただいたことがとても大きいです。

リバウンドがないように3か月間で教えていただいたことをしっかり継続していこうと思います。

ありがとうございました。

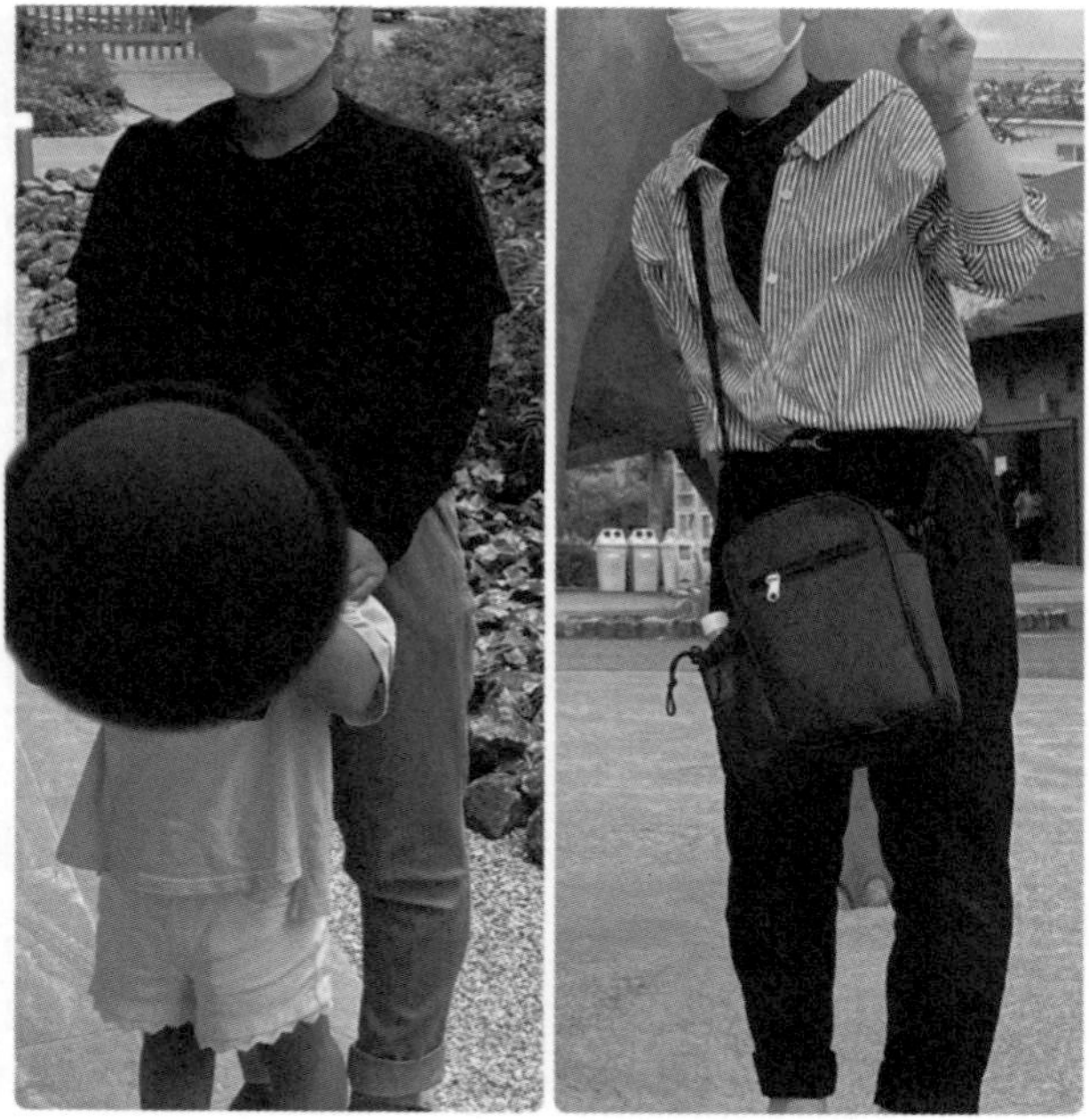

着たい洋服よりも、着れる洋服ばかり選んでいた ３０代女性Ｓ様

■スーツをカッコよく着たいと決意した30代男性K様

ファッションが好きで、特にスーツにはこだわっていて、すべてオーダーメイドのスーツをつくっていました。

しかし、年々体重が増加していき、昔つくったスーツが補正をしたにも関わらず、着れなくなって来たことがとてもショックでした。

新しいスーツをつくり直そうかとも思いましたが、カッコよく着るためには、この体型じゃダメだと思いダイエットをすることを決意しました。

初めは自分で、運動したり、食事制限をしたりしていましたが、職業柄、出張や外食が多く、続けれない自分に嫌気がさしていました。

そんなときに、ヴレの田代先生のインスタを見て、最初は半信半疑でしたが、今のままではお気に入りのスーツや洋服がすべてパーになると言う危機感に襲われて、来店しました。

いざ来店してみると、田代先生の説明がとてもわかりやすく、これなら外食の多い自分でもできそうだと決意しました。

始めてみると、今まで全く痩せなかったのが嘘のようにみるみる体重が落ちていきました。

途中、停滞期もありましたが、その原因や解決法もわかりやすく説明してもらえたので、不安になることなく継続できました。

順調に痩せていても「そろそろ停滞期来ますよ」など、これから起こることを事前に予測して起こる前に伝えてくれていたので、安心してダイエットできました。

田代先生はピラティスの指導資格も持っておられたので、ダイエットと同時進行でピラティスもさせていただきました。

ピラティスをすることによって、体重を落とすだけでなく、引き締まった体は勿論、動き易い体も同時に手に入れることができました。

お陰様で7キロ体重も落ち、今までキツかったスーツも着れるようになり、本当に感謝しています。

着たくもない洋服にお金を使うよりも、着たい洋服を着れるような体になることに自己投資して本当によかったです。

高価なカッコいい洋服を買うこともいいかもしれませんが、まずはそれが似合う自分の体づくり先決だと実感しました。

リバウンドしないように、痩せた体型でスーツも新たに1着つくったので、しっかりキープできるようにご指導いただいたことを実践していきます。

まだまだ年を重ねても、ファッションが楽しめるように、自分の体型と健康の維持をしていきたいと思います。

ありがとうございました。

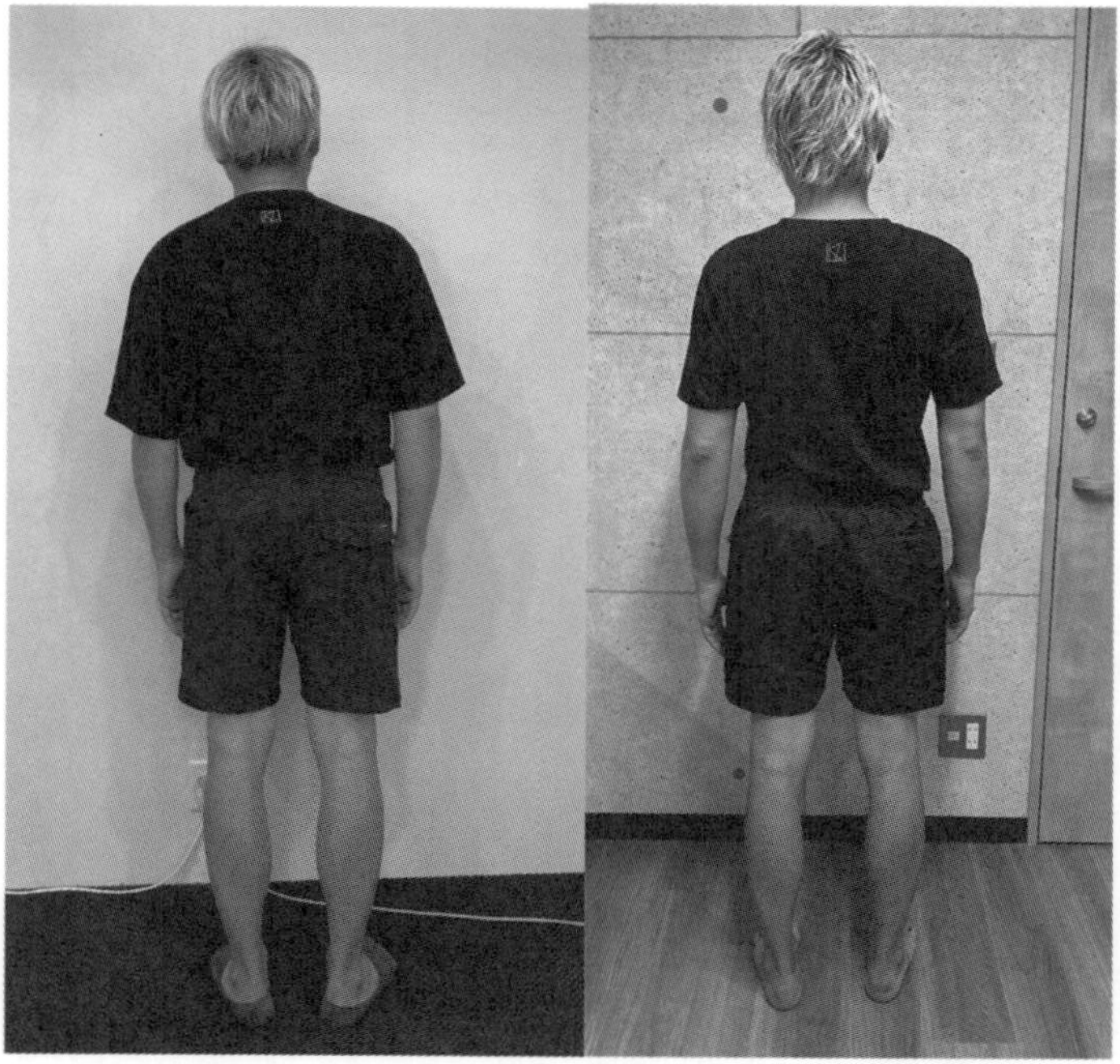

スーツをカッコよく着たいと決意した
３０代男性Ｋ様

■産後太りを解消した中川の妻・真美子45歳

著者中川和也の妻中川真美子です。

私は、長男を40歳のとき、次男を41歳のときに出産しています。

一般的には高齢出産と言われる年齢で、出産のリスクももちろんですが、出産後体重が落ちにくいといわれる年齢でもありました。

出産後、体重が戻るかどうかという不安は一切ありませんでした。

なぜなら、主人のダイエット法でお客様がどんどん痩せていくのを目の当たりにしていたので、産後は主人の言う通りにしたら絶対に妊娠前の体型に戻る自信がありました。

実は私は妊娠中、16キロ増えてしまい、妊娠高血圧症にもなってしまいました。

当然、妊娠前の洋服も入らなくなり、体型を隠す洋服を選んでいましたが、退院後から主人のサポートもあり、2か月で妊娠前の体重に戻りました。

自分が体験することにより、お客様にさらに自信持っておすすめできるようになったし、このダイエット法の価値を身を持って感じることができました。

出産後は、体も思うように動かせないし、赤ちゃんがいるので、ジムやエステにもなかなか通えないママさん達も少なくないと思います。

このダイエットは、運動も必要ないので小さなお子様のいるママさんには本当におすすめです。

また、主人は私やスタッフ達にも必ず言っていますが「自分達で結果が出たもの以外はお客様に提供するな」「自信と誇りを持てない商品なら人様に販売するな」と口酸っぱく言っていますが、その本当の意味がわかりました。

私は主人に出会い、このダイエット法に出会い、本当に人生が変わったと思っています。

「ダイエットを通じて人生を変える」

一番人生が変わったのは私だと胸を張って言えます。

今はこのダイエットを１人でも多くのお客様にお伝えするお手伝いを私もさせていただいていますので、私と同じようにこのダイエットを通じて人生を変えてもらいたいと思っています。

私はダイエットだけでなく、お客様のお肌のお悩みを解決するなど、美容全般のお手伝いをさせていただいております。

お手伝いをさせていただく中で、お肌の状態が悪い方の多くは、食生活や生活習慣の乱れが多く見られます。

お肌を改善しようと思った時に、お肌のお手入れはもちろん大事ですが、それだけでは改善しないことの方が多いです。

お肌の状態は、腸内環境や睡眠の質や栄養状態も大きく関わっているので、お客様にはダイエットをしなくても、食事の話はどは必ずお伝えさせていただいております。

それくらい、食事は大事だと言うことを実感しています。

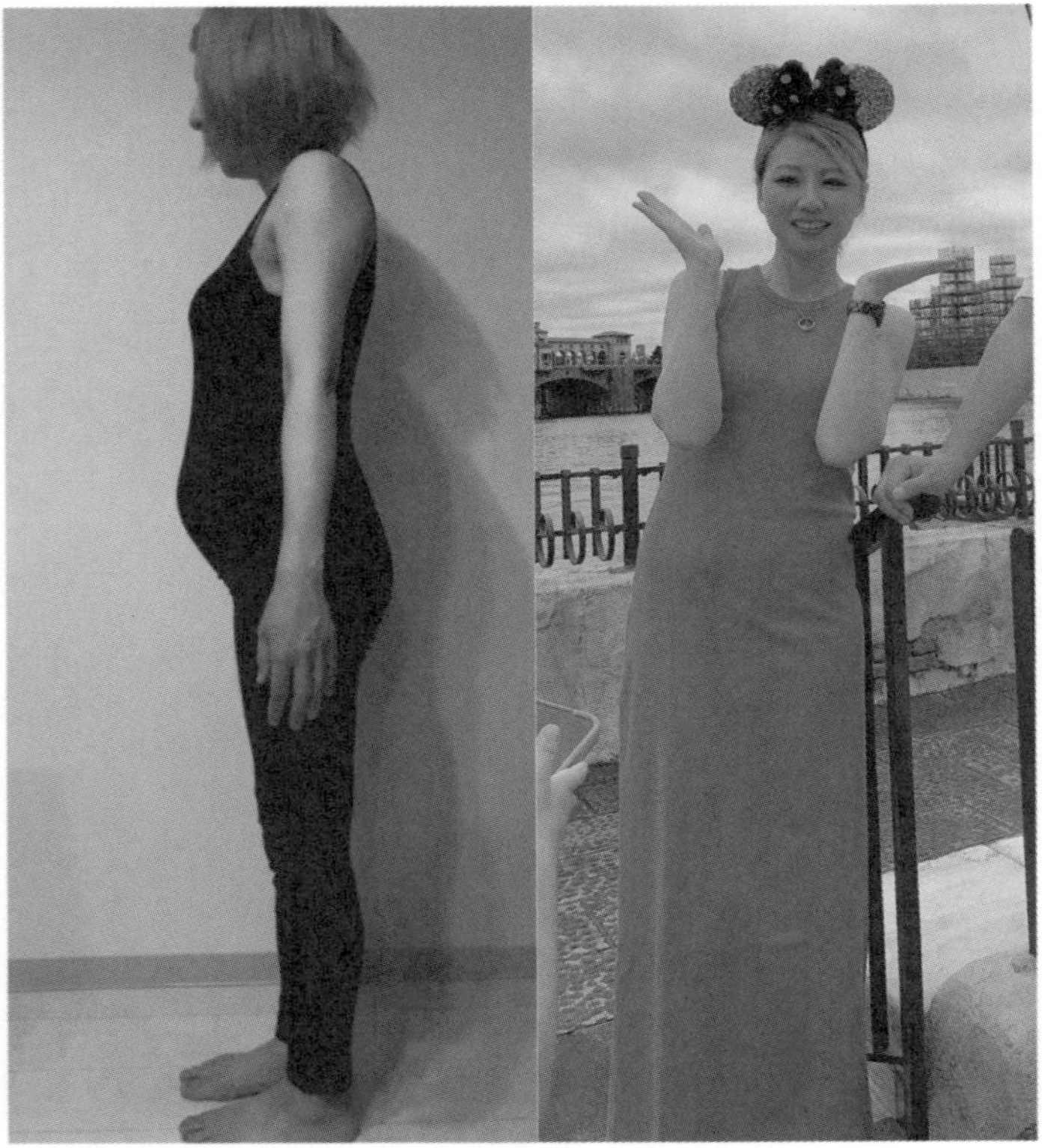

産後太りを解消した
中川の妻・真美子４５歳

第4章：太る理由と痩せない理由の違い

■食べなきゃ痩せるはウソ

ダイエットと言えば、食事制限を最初に思い浮かべる方が多いと思います。

しかし、食事制限だけでは実は痩せることは難しいです。

食事制限だけだと、5％前後は落ちますが、そこから停滞期に入り、なかなか抜け出せずに、気づいたら諦めて、体重も戻ってしまうと言うことが起こってしまいます。

また無理な食事制限をすると、継続することも難しいし、その生活を終えた途端、体重が戻ってしまます可能性、つまりリバウンドの可能性が非常に高くなってしまいます。

「食」とは本来「人」に「良」ものであるので、正しい食生活を知り、それを実践することがダイエットをする上でも、健康や美容を保つためにも非常に大事なことです。

■過度な食事制限の弊害

私が過度な食事制限をおすすめしないのには、別の理由もあります。

それは、健康被害や美容被害を出さないためです。

私は過去にダイエットで重度の健康被害や美容被害に悩まされた方をたくさん見てきました。

独学で無理な食事制限でダイエットをして、体重自体は多少落ちたけど、その代償として肌はボロボロになり、髪の毛は抜け落ち、爪も伸びなくなり、免疫力も下がってしまったと言う方を何人も見てきました。

私が過去に担当させていただいたお客様で、24歳の女性が来られました。

その方は、来られたときには肌は荒れ、まつ毛と眉毛はすべて抜け落ち、爪もガタガタの状態で来られました。

話を色々とお伺いすると、まさに過度な食事制限のダイエットをして、痩せてはリバウンドを繰り返していました。

せっかく頑張って痩せたのに、健康被害や美容被害が出たら嫌ですよね？

私はそんな状態になるくらいなら、ダイエットなんてしないほうがマシだと思っています。

正しい知識は身を守ることにもつながるので、本書が皆様のお役に立てたら幸いです。

■痩せないホントの理由とは

ダイエットをする上で非常に大事な考え方があります。

「太る理由と痩せない理由は一緒ではない」ということです。

ここを勘違いされている方が非常に多く、ダイエットがうまくいかない方が多いように感じています。

太る理由は、基本的には過食です。

それ以外には先天性の病気や服用している薬の影響はありますが、そこがない方は過食です。

栄養のピラミッド

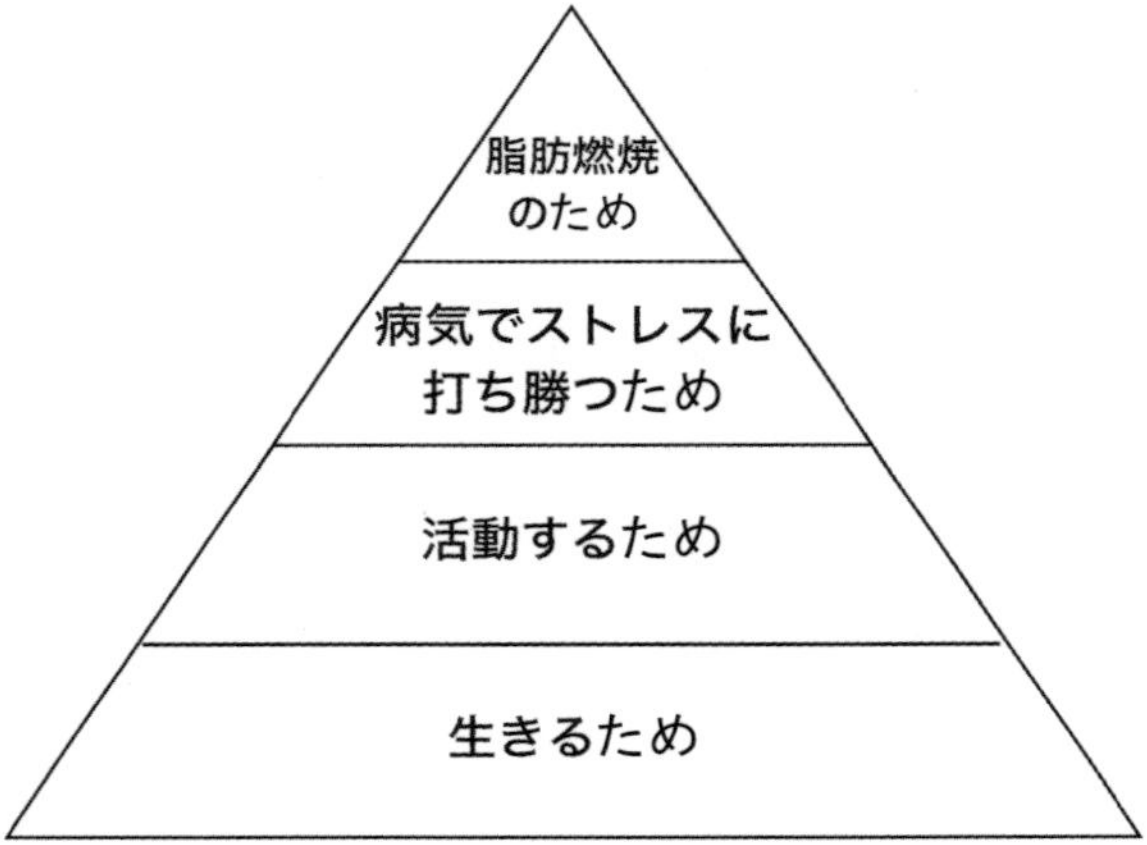

つまり、食べ過ぎなければ太ることはありません。

現在、体重が右肩上がりで増えている方は、まずは食事の量を見直して、体重の増加を抑えるようにしてください。

では、逆に食べなければ、痩せるかと言うとそうではありません。

ある一定の所(元々の体重の約5パーセント)までは落とすことができますが、それ以上落とすことは非常に難しくなっています。

肝心な痩せない理由はなにかと言うと、簡単に言うと栄養不足です。

脂肪燃焼するためには栄養の力が必要になりますが、過度な食事制限をしてしまうと、本来食事から摂取しなければならない栄養価が取れなくなり栄養不足を引き起こしてしまいます。

図のように、栄養には使われる順番があります。これを栄養のピラミッドと呼びます。

栄養は、生きるため↓活動するため↓病気やストレスに打ち勝つため↓脂肪燃焼のため。

この順番で使われますが、過度な食事制限をしてしまうと、本来取らなければならない、食事からの栄養素が不足し、脂肪燃焼のためまで栄養が行き届かなくなり、結果痩せなくなってしまっています。

最悪、その前段階の病気やストレスに打ち勝つまでの栄養も不足してしまい健康被害を招いてしまうのです。

過度な食事制限が健康被害や美容被害を招くのは、この栄養のピラミッドが大きく関係しています。

「私食べていないのに痩せないのよ」と言われる方はこれが原因になっていることが多いです。

どんなに食事の量だけ制限しても、脂肪燃焼させるほどの栄養価が取れなければ、太ることはなくても、痩せることはできません。

逆に「私たくさん食べているから栄養たくさん摂ってるわ」と思われる方も、食事の質が悪いせいでカロリーは大量に摂取しているけど、栄養が摂れていない方が多いです。

栄養はチームで働く（ドベネックの桶参照）ので、食事が偏ってしまうと、体内でうまく働くことができず、脂肪燃焼に働くことができません。

つまり、ダイエットとは食事制限することではなく、食事管理をすることです。

■1日3食はウソ？　ホント？

ダイエットの指導をさせていただいていると、必ずと言っていいほど聞かれる質問が「1日何食が理想ですか？」と聞かれます。

私のダイエットは3食食べていただいても痩せることは可能です。

しかし、体の本質的な話をさせていただくと、午前中は排泄するためにエネルギーが使われていることを理解しておいたほうがいいです。

午前中は排尿や排便を通じて排泄するために内臓が働いています。

つまり消化や吸収には使われておらず、朝食等で固形物を摂取するにはあまり向いていない時間帯になっています。

ただし、糖尿病を患っている方や、朝食を食べないとエネルギー切れを引き起こす方や子どもなど活動量が多い方は、朝食を摂ったほうがいいので一概には言えません。

朝食を取る際に気をつけて欲しいのは、パンなどの小麦粉製品を極力避けて、ご飯などのエネルギーになりやすいものを食べることをおすすめしています。理由は後ほど食事に関するところで記載します。

特におすすめなのは、味噌汁です。

味噌からミネラルを摂取するのと、小魚から出汁を取るとタンパク質も摂取できるし、固形物ではないので、内臓の負担が軽減できます。

■太る食べ方と痩せる食べ方

痩せるためには、量が最も大事ですが、食べるタイミングも大事な要素の1つになります。

脂肪を燃焼させるには、前述した通り血糖値を下げてから、脂質をエネルギー源に切り替える必要があります。

と言うことは、血糖値をしっかり下げてから次の食事を取らなければ、脂肪の燃焼になりません。

つまり、食事や間食を頻回摂取すると太りやすく、痩せにくくなります。

ちょこちょこ食いをされる方は要注意です。

チョコレートを1つ食べたからと言って、体重が増える訳ではありませんが、血糖値が下がらず、脂肪が燃焼されなくなるため、間食はダイエットの妨げになります。

逆に痩せやすい食べ方は、反対にしっかり空腹になってから次の食事を食べる食べ方です。

16時間ダイエットと言うのを聞いたことある方おられるかもしれませんが、そのダイエット法の理屈は、16時間で糖質をしっかり使い切り、次の食事を摂ることにより、脂肪を効率よく燃焼するというものです。

食後のデザートをどうしても食べたい方は、食後に時間を空けるのではなく、食後すぐに食べたほうが太りにくくなります。

〔太る食べ方の血糖値の推移〕

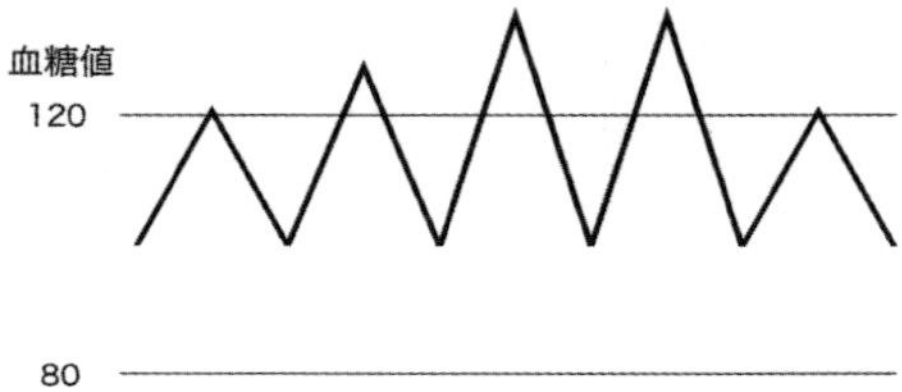

〔痩せる食べ方の血糖値の推移〕

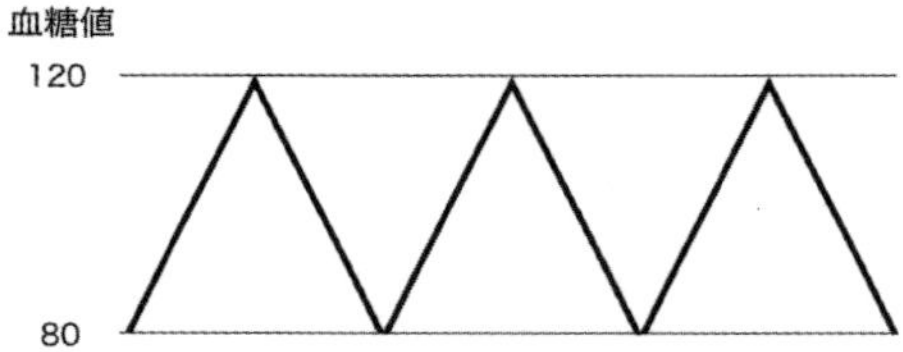

また食事をする際に、時間に囚われるのではなく、食事が必要なタイミングは体が知らせてくれていて、それがお腹がぐーっとなったタイミングになります。体重が増加傾向にある方に「最近お腹ぐーと鳴っていますか？」とお尋ねすると、多くの方が鳴っていません。

つまり、血糖値が下がり切る前に次の食事を取っているせいで、脂肪の燃焼がされていません。

これでは、脂肪がどんどん蓄積されてしまい、体重が増えてしまいます。

12時になったら食事を取ろうとか、12時に予定が入っているから今のうちに食べておこうというような食事の取り方はよくないということです。

なかなか仕事のタイムスケジュール的に食事の時間調整が難しいかも知れませんが、朝食の時間や取り方を調整して、可能な限り空腹になってから次の食事を取るように心がけてみてください。

■最も脂肪が燃焼する時間

1日の中で最も脂肪が燃焼する時間をご存知ですか？

仕事をしている時間でも、食後でも、入浴中でもなく、実は睡眠中になります。

睡眠はダイエットを成功させるために、非常に重要な要素となり、睡眠時間が短い方はダイエットに苦戦する方が多いです。

よく食後すぐに寝るのはよくないと言いますが、私の考えでは、もちろん食後3時間程度は空けたほうがいいですが、それ以上に睡眠時間が短くなるほうが問題視しています。

仕事が遅くまであり、夕飯の時間が遅くなる方で、食後すぐ寝ないよう意識するあまり、睡眠時間が極端に短くなっている方をよく見かけます。

気を付けることはいいことですが、結果的に余計痩せにくくなっている可能性があるので、睡眠時間を優先して早めに就寝するようにしましょう。

理想は22時～2時の間に少しでも多くの睡眠時間を確保したいので、22時に寝るのは難しいと思うので、遅くても24時前後には就寝できるように心がけていきましょう。

睡眠時間としは、最低6時間は確保してください。

特に夜から朝にかけての体重の減少が少ない方は、睡眠時間が大きく影響していることがありますので、気をつけてください。

■1日1食のホントのメリット

1日1食はもちろん体重もある程度は落ちますが、ダイエットという目的ではあまりおすすめしていません。

やはりダイエット終了後のリバンドの確率が高くなってしまうのと、前述した通り過度な食事制限は健康被害や美容被害が出る恐れがあるためです。

しかし、1日1食は大きなメリットもあります。

一番はサーチュイン遺伝子と呼ばれる、若返りホルモンの分泌になります。

サーチュイン遺伝子は空腹時に分泌されるホルモンで、見た目の若返りはもちろんですが、一番は内臓の若返りや内臓の休息に役立てることができます。

1日1食にしないと痩せないとか、1日1食を毎日してくださいと言う話ではなく、例えば月に1日だけそういう日をつくるのもいいと思います。

その際に食べる時間の理想は15時~16時で、この時間帯が最も栄養の吸収がいい時間帯と言われています。

しかし、その時間に食事を取れる方は非常に少ないと思うので、そこまで細かく気にせずに、食べれる時間帯で大丈夫ですが、せっかく1食にするなら、排泄する時間帯の午前中は避けたほうが賢明です。

また1日1食にする場合は、1食のバランスを意識して、極端な量の制限も控えるようにしてください。

必ず、ご飯などの炭水化物は食べるようにしてください。

ダイエットをする上で、大事なのは継続できることと、健康被害や美容被害を出さないことになります。

■バナナやトマトや納豆でホントに痩せた？

世の中にはたくさんのダイエット情報が飛び交っています。

特に現代は情報社会で、テレビや雑誌はもちろんのこと、ユーチューブやインスタグラムやティックトックなどの各種ＳＮＳにもたくさんの情報やノウハウが流れていて、毎日のようにダイエット情報を目にすることかと思います。

もちろん私が見ていてもいい情報はたくさんありますが、それ以上に疑問を持たざるを得ない情報がたくさんあります。

一昔前にテレビで紹介された、バナナやトマトや納豆を食べるだけダイエットなどもありましたよね。

テレビで放送されたら、スーパーの陳列棚からこれらの商品がすべてなくなるくらい売れましたが、果たして結果はどうでしょうか？

痩せた方も中にはおられるかも知れませんが、大半の方は結果が出てないのではないでしょうか。

もちろん、これらの商品の中に痩せる成分のようなものが入っている可能性はありますが、ダイエットで大事なのは体の本質を知ることと、習慣をつくり上げることとです。

ダイエットのノウハウ自体は私のダイエットだけが正解というわけではありません。

他にも素晴らしい結果につながるノウハウはたくさんあります。

大事なのは、そのノウハウは体の本質を理解した上で、使っているかということです。

体の本質、つまりどのようにして脂肪が燃焼しているのかを理解した上で、どのダイエット法がご自身に合っているのかを選択していくことをおすすめします。

ダイエット情報で疑ったほうがいいのは「○○するだけ」「誰でも効果出る」「食事を気にしなくていい」このあたりの謳い文句がある場合は、気を付けてください。

生活習慣や食習慣を全体的に見ていかなければダイエットは成功しないので「サプリ飲むだけ」「下着を着るだけ」「注射を打つだけ」「週1回来店するだけ」などで、正しい痩せ方をするのは限りなく不可能に近いことです。

誰でも痩せるダイエット法も、残念ながらありません。

私のダイエット法も同様で、人によって遺伝子も違えば、病歴や薬の服用歴も異なります。

同じことをして、同じ結果が得られる訳ではありません。

第5章：間違いだらけのダイエット情報

■痩せる場所でわかる正しい痩せ方と間違った痩せ方

同じ10キロ痩せたとしても、正しい痩せ方と間違った痩せ方があります。

せっかく痩せるなら、健康的に綺麗に正しく痩せたいですよね？

間違ったダイエットをすると、胸から上が痩せていくので、痩せたと言うより、やつれたような印象になったり、女性だと胸が小さくなってしまいます。

また、肝心なお腹周りや下半身は痩せずに、下半身太りのような見え方になってしまいます。

例えば、３か月入院して10キロ痩せた方に「綺麗になりましたね」とは言わないですよね。

それはダイエットに成功して痩せたのではなく、病気のせいでやつれてしまったため、体の見え方が全く違います。

正しい痩せ方は必ずお腹から下が痩せていきます。

特にお腹周りは不要な脂肪が蓄えられやすい場所になるので、正しいダイエットをすると正しく脂肪が燃焼され、お腹周りのサイズダウンが必ずされていきます。

もちろん顔周りや背中周りも痩せていきますが、最初は必ずお腹から痩せていくのが、正しいダイエットの特徴です。

当店のダイエットは体重はもちろん、お腹周りが細くなるのは、正しい痩せ方ができている証拠です。

■正しいダイエットの体重の推移

次に正しいダイエットと間違ったダイエットの見分け方として、体重の推移の仕方があります。

図のように、間違ったダイエットは3種類の体重の推移があり、正しいダイエットの体重の推移は1つになります。

間違ったダイエットの体重の推移は①全く変化しない、②少し落ちて停滞期に突入して、気づいたら戻る、③急激に落ちて、急激に戻る（リバウンド）、この3つになります。

正しいダイエットをすると、落ちて↓停滞↓落ちて↓停滞を繰り返して、グラフにつけていくと、階段状に体重が落ちていきます。

現在ダイエットをされている方は、体重の増減だけでなく、体重の推移の仕方も気にかけると、よりリバウンドの少ない質の高いダイエットが可

〔誤ったダイエットの体重の推移〕

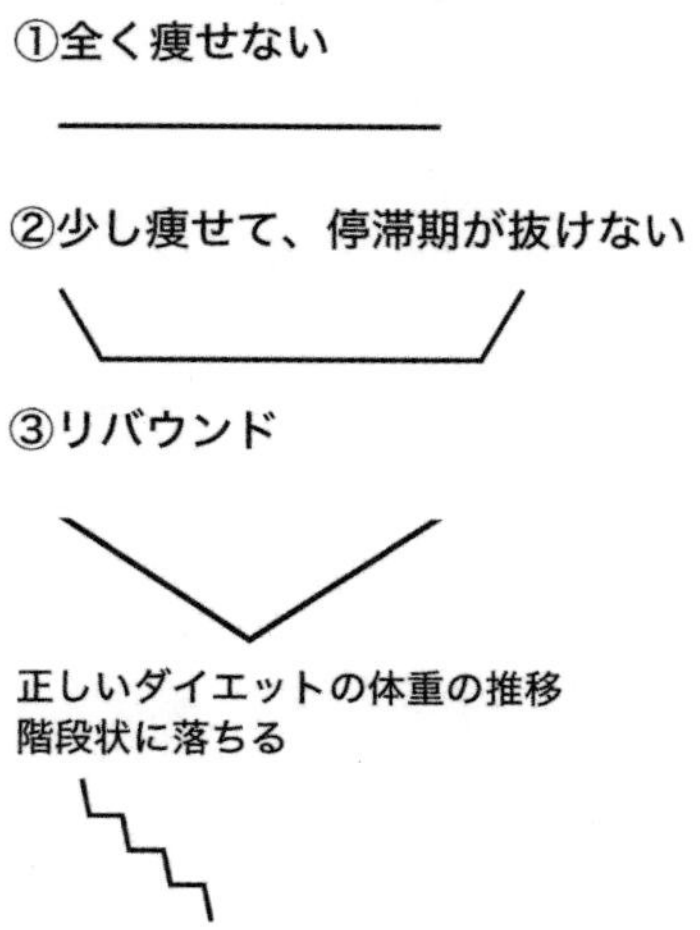

能になります。

また、間違ったダイエットで一番多いのは②のパターンですので、そのような経験がある方は本書の「停滞期を抜け出す方法」を参考にしてみてください。

■筋肉ではなかった！　代謝とは

よく代謝という言葉を耳にしますが、代謝とは一体なんのことでしょうか？

一般的には代謝＝筋肉と認識されていることが多いですが、実は代謝は筋肉以上にある臓器が担っています。

その臓器は肝臓です。

代謝とは、肝機能が大きく影響しており、年齢とともに代謝が悪くなってくるのは、肝機能が低下することが大きく関係しています。

肝臓は人間の臓器の中でも、一番と言っていいくらい働き者で、一番多くの役割を担っています。

肝臓の最もメジャーな働きは、皆さんも一度は聞いたことあるともいますが、解毒です。

私たち日本人にとって身近な毒物はアルコール・添加物・薬（農薬も含む）、この3つになり、これらが肝機能を低下させ代謝を低下させる要因になっています。

そして、肝臓にはダイエットをする上で、もう1つ大事な役割を担っていて、それが脂肪燃焼です。アルコールなどで、機能低下した肝臓は、脂肪燃焼させるためにエネルギーが使えなくなり、結果として、代謝が悪くなるという状態を招いてしまいます。

代謝が悪くなったと感じている方は、これらの肝機能を低下させる要因を、完全に０にすることは難しいと思いますが、可能な限り排除してみてください。

■お酒で太るはウソだった!?

肝臓の話の流れから、お酒とダイエットの関係をお伝えします。

実はお酒を飲んでも太るということはありません。

例えば、水を５００ミリリットル飲んでも、ビールを５００ミリリットル飲んでも、体重だけを見たら、両方５００グラム増えています。

ビールのほうが増加が大きくなり、水のほうが増加が小さいということはありません。

実はお酒で太るというのは間違いで、正しくはお酒を飲むことによって脂肪の燃焼が遅れると言うことです。

肝機能のところでお伝えしたように、肝臓には解毒と脂肪燃焼の働きがありますが、お酒を飲むと肝臓をアルコール分解するために、解毒にエネルギーを注ぎます。

その結果、脂肪の燃焼にエネルギーが注げなくなり、脂肪の燃焼が遅れ、結果的にその積み重ねで体重が増えていくというメカニズムです。

直接的な体重に影響はないとは言え、アルコールには、消化酵素の減少、食欲増進、血糖値乱高下など、ダイエットの妨げになる要因がたくさんあるので、ダイエット中の方は極力控えてください。

ポイントとしては、1回の量よりも、頻度を減らしたほうがダイエットには効果的です。

極端な話ですが、1日1本缶ビールを毎日飲むなら、1週間のうちに1日だけ飲む日を決めて、その1日で7本飲んだほうが、同じ量を飲んでも体重は落としやすいです。

極端な例なので、実践できないかも知れませんが、頻度を減らす、つまり休肝日をしっかりつくることは意識してください。

■超意外！　太る原因はコレだった⁉

私のダイエットはお菓子などは極力控えてもらっていますが、食事内容に関して、細かな制限はしておらず、基本的には好きなものを食べていただいてもらっています。

しかし、2つだけダイエット中は控えてもらっている食品があります。

1つ目は果物です。

最近の果物は甘く美味しくできているので、ほとんどの果物が果糖が豊富に含まれていて、糖質過多になってしまいます。

もちろん皆さんが期待するような、ビタミンやミネラルや酵素も含まれていますが、果糖というデメリットと鼻ビタミンやミネラルなどのメリットを天秤にかけたときに、ほとんどのものがデメリットが買ってしまいます。

果物よりも多くの方が勘違いしていて、ダイエットの妨げになるのが、乳製品です。

牛乳・チーズ・ヨーグルトこの辺りを毎日習慣的に食べている方は要注意です。

乳製品がダイエットの妨げになる要因は、それらに含まれる乳脂肪です。

脂肪には大きく分けて２種類あります。皮下脂肪と内臓脂肪です。

私のダイエット法に関しては、内臓脂肪のほうが落としやすく、皮下脂肪のほうが落としにくい性質があります。

乳製品に含まれる乳脂肪は、皮下脂肪に直結する性質を持っているので、ただでさえ落としにくい皮下脂肪が、乳製品を摂取することにより、更に増える可能性があるので、ダイエット中は控えてもらっています。

果物も乳製品もたまに食べるのは問題ないですが、毎日習慣的に、ヨーグルトとバナナなどを朝食で食べている方をよく見かけるので、そう言った方は要注意です。

因みに、果物に関してはリンゴ、キウイ、レモンは果糖よりもビタミンやミネラルが豊富に含まれているので、果物が好きな方にはおすすめしています。

■添加物大国日本

日本は世界一の添加物大国です。

国が認めている添加物の数が、ヨーロッパ諸国で50種類以下、肥満大国と言われているアメリカが100種類以下、日本は1500種類以上です。

肥満大国と言われているアメリカの15倍の添加物を国が認めています。

正直、日本で完全オーガニックの生活は、限りなく不可能に近いと言っても過言ではないと思っています。

添加物の問題点は様々ありますが、本書ではダイエットに絞ってお伝えしていきます。

まず代謝のところでお伝えした通り、添加物の摂取量が多くなると、肝機能に負担が掛り、脂肪の燃焼が遅れてしまいます。

同じおにぎりでも手づくりのおにぎりと、コンビニや惣菜のおにぎりは、姿形は同じでも、目に見えないところで全く別物になるので、お昼ご飯でおにぎりを買われている方は、おにぎりだけでもつくって行ってください。

次に添加物の危険性は、依存性が非常に高いことです。

日本で合法麻薬と言われているのが、お酒・タバコ・白砂糖（添加物）と言われています。

タバコを想像してもらうとわかるように、非常に辞めるのが難しいです。

「何か甘いもの食べたい」と言われる方は、糖質依存つまり砂糖中毒の可能性があります。

こうなると、ダイエットする上でも非常に厄介で、間食を辞められない、ついつい食べ過ぎてしまう、お菓子の袋を開けたら全部食べないと気が済まないなどデメリットが非常に大きいです。

ご自身でできるところからでいいので、手づくりに変えられるところは、変えていきましょう。

第6章：ダイエット中の食事

■ダイエット中の食事の考え方

私のダイエットは基本的な食事内容に関しては、食べてはダメなものをあまり細かく制限していません。

それでも、ダイエット中のお客様からはよく質問をいただくので、極力避けたほうがいい食材をここではお伝えします。

また本書でお伝えする内容は、あくまでも日本人に合った食事であり、外国の方は遺伝的に一致しないこともあるので、ご了承ください。

ダイエットの食事と言えば、一般的には糖質制限や脂質制限をイメージされる方が多いと思います。

しかし、糖質にしても、脂質にしても、人間にとって大事なエネルギー源であることには変わりません。

そこで、私が大事にしている考え方として、糖質や脂質を摂ってはいけないということではなく、何から摂るかを重要視しています。

糖質と一言で言っても、ご飯も糖質ですし、チョコレートも糖質になります。

糖質を摂るなということではなく、効率よくエネルギーになる糖質を摂取しましょうとお伝えしています。

脂質も同様に、何から摂るかを意識して、良質な脂質を心掛けていたら、むしろ体にいいものはたくさんあります。

では日本人は何から糖質や脂質やミネラルを摂取したらいいかと言うと、糖質はお米や穀物類、脂質は青魚、ミネラルは発酵食品の味噌や納豆や漬物から摂るといいです。

つまり、昔ながらの日本食がやはり日本人には合っているということです。

毎日和食だと飽きてくる方は、週に２～３日でいいので、和食の日を意識的に作るようにしてください。

因みに、韓国の方が肌が綺麗なのは、もちろん韓国そのものが美容大国というのもありますが、韓国の方は腸内環境が綺麗なため、肌にも好影響を与えています。

その腸内が綺麗な要因が、毎日キムチから発酵食品を食べているからですが、日本人が毎日キムチを食べても肌は綺麗になりません。

もしかしたら、逆に肌荒れを起こす可能性もあります。

実は日本人には香辛料が体質的に合っていません。

このように、若干ではありますが、人種性によって合う合わないがあります。

■ダイエット中避けるべき食材・オススメの食材

ダイエット中やはり、避けたほうがいい食材もあります。

私のダイエットも変えることを推奨する食材や調味料もありますが、使うなと言うだけでは、調理をする上で現実問題難しいので、それの代わりになるものも同時にお伝えしています。

また、今からお伝えするものは、上を見たらいくらでもありますが、金額がすごく高かったり、近所のスーパーで手に入らなかったら、お客様のストレスになるので、手軽に手頃な価格で手に入るものをお伝えしています。

白砂糖はきび砂糖か甜菜糖が手軽に手に入るものではおすすめしています。

よく勘違いされているのが三温糖で、こちらは見た目が茶色っぽくなっていて、きび砂糖によく似ていますが、簡単に言うと、白砂糖に着色されたものなので、全く別物になります。

サラダ油は米油が調理をする上ではおすすめしています。

よく聞かれるのが、オリーブオイルですが、オリーブオイルは脂質としてはいいものです。

但し、油全般に言えることですが、熱に弱く、酸化しやすい性質があり、オリーブオイルは特に熱に弱い性質があるので、調理にはあまり向いていません。

そのため、ドレッシングのように生で使うことをおすすめしています。

また、熱に弱いので、保存場所はコンロ周辺に置くと熱で酸化するので冷蔵庫など熱が当たらないところで保存し、遮光便に入っているものを選んでください。

小麦粉は、米粉を選んでください。

小麦粉は便秘や浮腫など、ダイエットに直接的な悪影響ももちろんありますが、グルテンによる腸内環境の悪化を懸念しています。

この件に関しては、後ほど改めてお伝えします。

精製塩は天日海塩をおすすめしています。

精製とは純度を増すという意味で、塩本来ついているミネラルを取り除き、塩気だけを残した状態で塩化ナトリウムの比率が非常に高くなっています。

精製米も同様で、玄米から白米の状態にすると本来の栄養を取り除かれてしまいます。（玄米にも一長一短あるのも事実です）

精製されてしまうと、本来の栄養価がなくなってしまうことが多いので、天日海塩のように自然の状態のものをおすすめしています。

岩塩についてよく聞かれますが、岩塩そのものはいい塩ですが、日本人には海から採れた塩のほうが体質的に合っていると言われています。

マーガリンはバターに変えることを推奨しています。

マーガリンはトランス脂肪酸で、発がん性物質ですので、可能な限り排除したい食品の1つです。

バターも乳製品になるので、習慣的に摂るのは控えてほしいですが、トランス脂肪酸に比べたら遥かにいいでしょう。

牛乳は豆乳に変更することをおすすめしています。

牛乳のデメリットも後ほど詳しくお伝えします。

■グルテンはなぜ避けるべきなのか？

小麦粉の問題点は、グルテンにあります。

グルテンや乳製品に含まれているカゼインも同じ原理ですが、この2つはそもそも何かというとタンパク質の一種になります。

グルテンとカゼインには「人の酵素では分解できない」という性質があります。

人の酵素で分解されないと、腸に直接届いてしまい、腸内環境を荒らしてしまいます。

腸内の腸壁は非常に優秀にできており、腸内に栄養価が入ったときに腸壁を貫通し、その先にある毛細血管に入り、最終的に細胞に届きます。

逆に老廃物が腸内に入ると、腸壁がブロックしてくれて、細胞に入らないようにし、便として排泄されます。

この優秀な腸壁をコントロールしているのがタイトジャンクションと呼びます。

グルテンやカゼインが腸内に入ると、このタイトジャンクションを破壊してしまい、その結果栄養価も老廃物も見境なく吸収してしまい、細胞に老廃物が取り込まれていきます。

このタイトジャンクションが破壊された状態を、リーキーガット症候群といい、アレルギーの原因になります。

小麦粉や乳製品を摂り過ぎると、ダイエットへの悪影響ももちろんですが、リーキーガット症候群の原因になることを私は危惧しています。

そのため、完全に排除することは非常に難しいですが、パンを米粉パン、麺類を蕎麦、ビールをウイスキー、牛乳を豆乳、粉ミルクを母乳に変更するなど、気をつけてみてください。

特に、アレルギー症状がある方や、母乳を与えているお母さんは気をつけてください。

■乳製品のデメリット

乳製品には実はダイエット以外のデメリットも含まれています。

ダイエットという視点で見ると、乳脂肪が皮下脂肪に直結するので、ダイエットの妨げになるというのは前述した通りです。

カゼインの問題もデメリットの１つですが、問題はそれだけではありません。

日本人含めて、アジア人の大半は乳糖不耐症と言われており、乳糖を分解する酵素を持ち合わせていません。

乳製品を摂ると、便通がよくなると思われている方が多くいますが、実は便通がよくなっているわけではなく、乳糖不耐症の影響でお腹を下している方が大半です。

またヨーグルトなどに含まれる乳酸菌などを期待している方も多くみられますが、乳酸菌は性質上胃酸に非常に弱く、腸内に届くまでにほとんどが死滅しているので、腸内に届くことはほぼないです。

このように、意外とデメリットも多くあるので、摂りすぎには気をつけて、嗜好品の一種だと思って摂るようにしてもらいたいと思っています。

■牛乳でカルシウムは取れるのか？

多くの方が、牛乳を飲む理由の1つとしてカルシウムの摂取を挙げますが、果たして牛乳からカルシウムを摂取できるのでしょうか？

理由は残念ながら、ほとんど体内で働くことができていません。

カルシウムはリンと結合し、リン酸カルシウムとして初めて体内で働くことができますが、現代の食事はリンの摂取量が非常に多く過剰摂取の状態になっています。

カルシウムとリンは、1対1の割合で働きますが、現代はリンの過剰摂取により、1対8〜20になっていると言われています。

最もバランスがいいと言われているのは、母乳です（もちろん、お母さんの食事が母乳に大きく影響はしています）。

牛乳はそもそも、母乳の8倍のリンが含まれていると言われており、リンの過剰摂取につながる1つの要因です。

過剰摂取になると何が問題かと言うと、人間の体は優秀にできていて、無理やり1対1にしようとします。

余ったリンに合わせるために、骨や歯に貯蓄されはカルシウムを溶け出し、無理矢理1対1の城田に保とうとします。

結果として、骨や歯に貯蔵されたカルシウムは失われ、骨粗鬆症や歯が弱くなる症状を引き起こします。

これをカルシウムパラドックスと呼びます。

さらにそれだけでなく、過剰摂取のリンに合わせて無理矢理つくられたリン酸カルシウムは吸収されず、関節に溜まりカルシウム沈着を引き起こします。

四十肩の原因の1つに挙げられます

尿管結石の原因も、過剰なリン酸カルシウムが原因の1つに挙げられます。

■外食した日に体重が増える原因

外食した際に体重が増えるパターンが2通りあります。

1つ目が外食したその日に増えるパターンですが、これはなんとなくイメージが湧くと思います。

例えば、外食して1キロ増えたとしても、実はこれは脂肪が1キロ増えたわけではありません。

運動の際にお伝えしたように、脂肪を1キロ燃焼させるためには7200キロカロリー必要です。

当然ですが逆も同じで、脂肪を1キロ蓄えるためにも、7200キロカロリー必要です。

では、外食した際に、一度に7200キロカロリー摂取しているかと言ったら、ほとんどの方が摂取していません。

なぜ体重が1キロ増えたかというと、単純に1キロ分の飲食したものが体内に残っている状態です。

ただし、これも放置しておくと徐々に体脂肪として蓄えられてしまうので、2～3日以内に外食前の体重に戻すようコントロールしてください。

■外食した翌日に体重が増える原因

外食した際に体重が増えるパターンの2つ目が、外食した翌日に体重が増加するパターンです。

私のお客様でも結構ビックリされる方が多いですが、よくあることです。

外食翌日は食事を気を付けていたにも関わらず、急激に体重が増加する場合があります。

これは一言で言うと浮腫です。

人間の体内の塩分濃度は0・85パーセントと決まっています。

外食をすると、どうしても味付けの濃い場合が多く、体内の塩分濃度が一時的に上昇します。

人間の体は、塩分濃度を一定に保とうとする恒常性が働き、上昇した塩分濃度を0・85パーセントに戻そうとします。

上昇した塩分濃度を戻すためには、塩抜きをするわけではなく、水分を溜め込み、水で薄めて塩分濃度を戻そうとします。

それが浮腫の原因となります。

では、どのように解消するかというと、水の飲む量を増やすことです。

一見逆のことをしているようですが、大事なのは早い段階で塩分濃度を０・８５パーセントに戻すことです。

塩分濃度を戻さないと、排泄が遅れてしまいますので、浮腫んでいるときこそ水を多く飲むように心がけてください。

特に午前中が排泄する時間帯なので、午前中の水を飲む量を増やし、早めに排泄しましょう。

浮腫も放置しておくと、落としにくくなるので注意しましょう。

■ダイエット中の外食との付き合い方

いくらダイエット期間中とはいえ、誕生日やお祝い事や忘年会や新年会など、外食する機会は誰でもあると思います。

私の場合、外食のときの考え方として、２つの考え方を使い分けています。

１つは、食事量をコントロールする方法です。

私のダイエットは1食の量を３００グラム以内とお伝えしていますが、外食の際もその量を守ってもらえると、影響なくダイエットを進めることができます。

しかし、お祝い事や飲み会などは人生の中でも楽しいイベントの1つなので、そのときくらいは思いっきり楽しんでもらいたいと言うのが私の本音です。

また友人などと外食に行ったときに、いくらダイエット中とは言え、残すのは気が引けたり、周りの視線が気になる方もおられると思います。

そんな方におすすめなのが、2つ目のほうで、前後の食事でコントロールする方法です。

これができれば、外食時に気にせずに食べてもらって大丈夫です。

やはり何かを手に入れたいときは、何かを手放さなければなりません。

外食で気にせず食べたいなら、前後の食事を手放しましょう。

外食の前後最低16時間は食事を取らないように調整してください。

量も頻度も増えてしまうと、間違いなく太るので、せっかくの外食で制限したくない場合は頻度を減らして調整してください。

ただし、外食が続く場合は前後で調整するのが非常に難しいので、1食の量を減らす食べ方で行ってください。

■間食したいときはコレ！

痩せるメカニズムでもお伝えした通り、間食をすると、血糖値が下がり切らず、脂肪の燃焼が始まらないため、基本的にはダイエット中間食はＮＧです。

ただし、間食をしなければならない場合もあります。

それは低血糖症状が出たときです。

ダイエットを頑張りすぎるあまり、空腹を我慢しすぎて低血糖症状が出る方がいます。

また糖尿病を患っている方も、間食が必要な場合があります。

両者とも低血糖を引き起こしているので、糖質を入れる必要がありますが、その際に気を付けるのは、エネルギーになりやすい糖質を入れる必要があると言うことです。

お菓子などの間食をするのではなく、小さなおにぎりや、手軽なものでいうと干し芋は非常におすすめしています。

私はお子様がいるお母さんには、子供用のお菓子も完璧は誰でも難しいけど、1つ選択の基準にしておいてくださいともお伝えしています。

■水の重要性

私のダイエット法では、1日2リットルを目安に水を飲んでもらっています（細かく計算したい方は体重の3パーセントを目安にしてください）。

水を飲む目的は大きく分けて2つあり、1つ目が老廃物を排泄することと、2つ目が栄養を循環することになります。

老廃物も栄養も水に付いて排泄や循環をしていきますが、実はこれだけでは不十分になります。

もう1つ重要なのがアルブミンという物質になります。

アルブミンとは、タンパク質の一種で、簡単にいうと船の役割を担っており、水に付いた老廃物や栄養はこの船によって運ばれていきます。

水分をしっかり摂っているにも関わらず、尿の回数が少ない方は、もしかしたらこのアルブミン不足かもしれません。

そう言う方は、タンパク質も意識的に摂るように心がけてください。

よく聞かれる質問で、お茶やブラックコーヒーなどは飲んではダメですかと聞かれることがあります。

お茶やコーヒー自体は飲んではダメと言うことはありませんが、お茶やコーヒーにはすでにカテキンやカフェインやその他の成分が含まれていて、老廃物や栄養がつくスペースがありません。

そのため、飲んだらダメではないですが、それらとは別に水を2リットル飲むようにしてください。

■お客様のダイエット中の食事の実例

私のダイエットでは、指定の食器をお渡しし、その食器で食事をしてもらっていますが、スタートしたばかりの方は、少し不安があると思うので、1週間くらいは食事の写真を送っていただいています。

こちらの食事の写真は、ダイエット開始1週間で、1・7キロ痩せた方の1週間分の食事の写真になるので、是非参考にしてください。

私のダイエット法は、特に最初のうちは細かな内容は気にせずに、量だけ守っていただいています。

食事の量を気を付けてくださいと言っても、元々の食べている量が人それぞれになるので、私の元でダイエットをされるお客様に関しては、指定の食器で食べていただいています。

指定の食器がない方は、１食あたり、３００グラム以内を目安に食べるようにしてください。

いかがですか？

思っていた以上に、制限なく、好きなものを食べている印象がないですか？

こちらのお客様は朝食を食べていませんが、朝食を食べていただいても大丈夫です。

私のダイエットでは、無理なく継続できて、尚且つダイエット終了後も大きく生活に変化が出ないことを大切にしているため、過度な食事制限や、食べるものの規制を設けないようにしています。

本当にこれで痩せるのか？　と疑問に思われる方もおられるかもしれませんが、本当に多くの方がダイエットに成功されています。

もちろん食べないほうがいいものありますが、食べる量さえまずは守ってもらうことが大事ですので、細かな内容は気にせず、続けてみてください。

この写真を参考に、今日から1週間試してみてください。

1日目

朝食なし

昼食

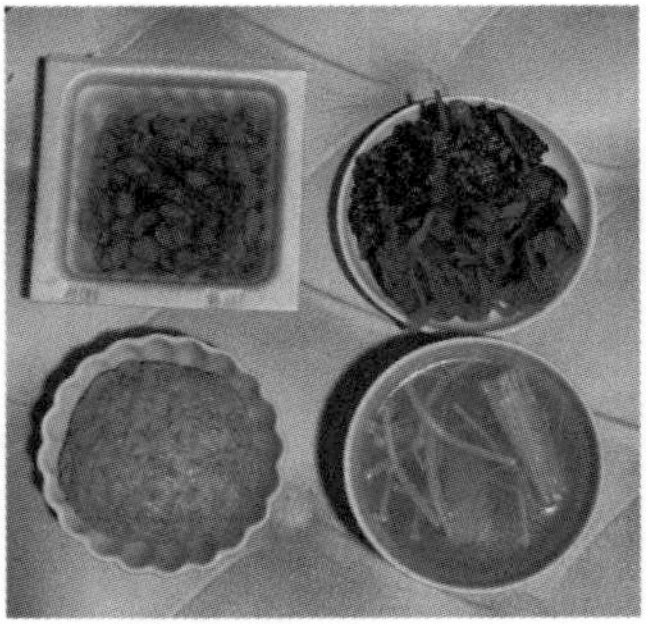

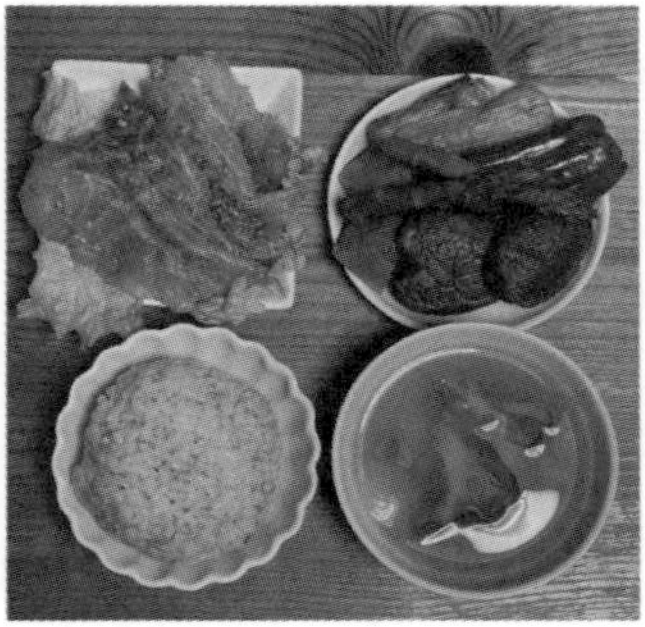

夕食

2日目

朝食なし

昼食

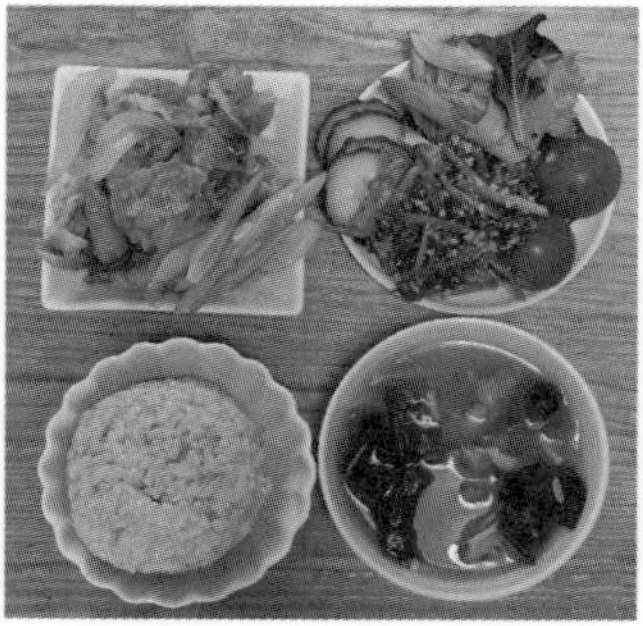

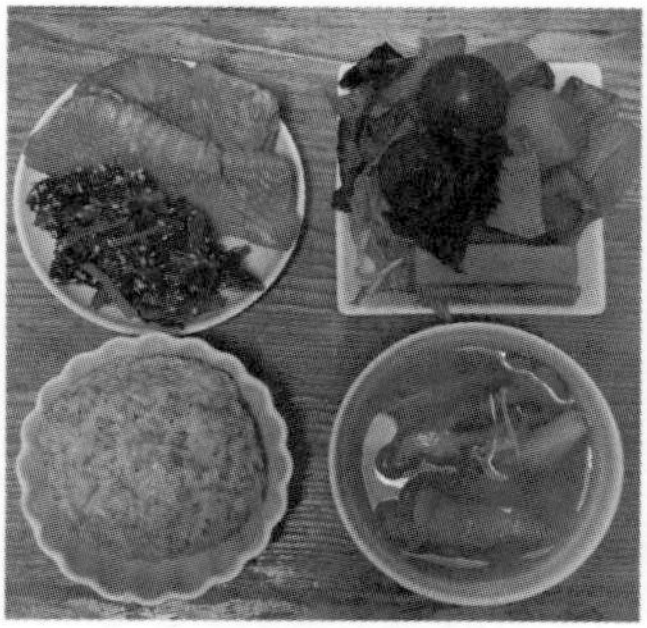

夕食

3日目

朝食なし

昼食

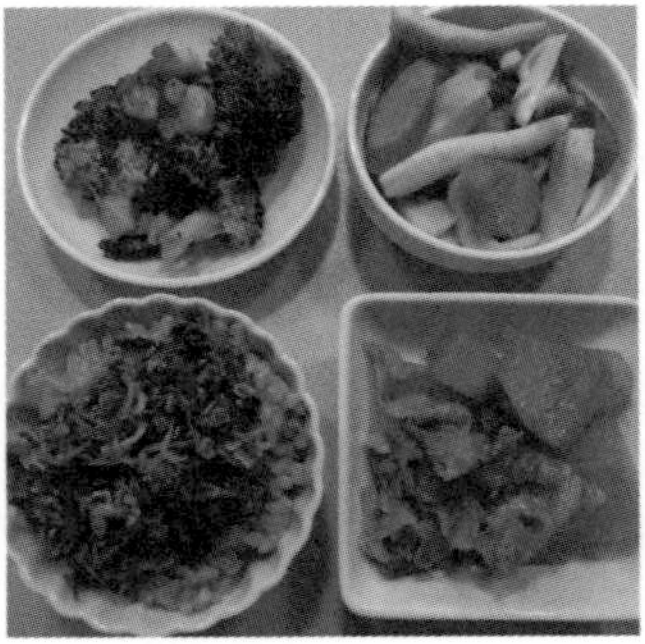

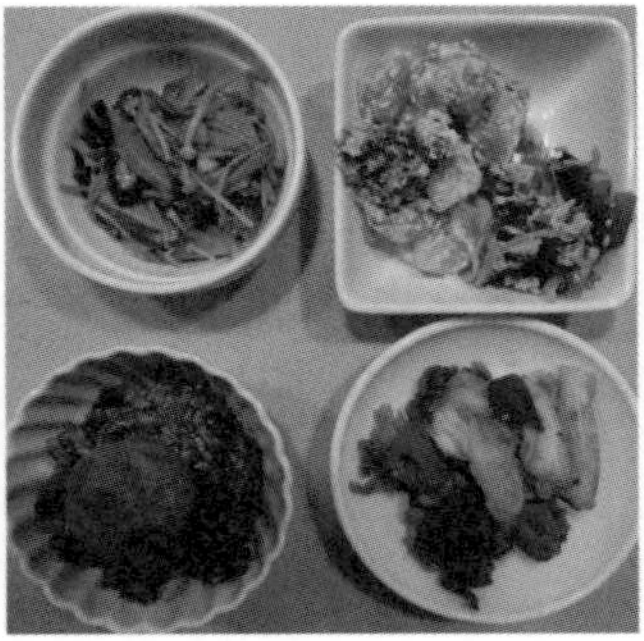

夕食

4日目

朝食なし

昼食

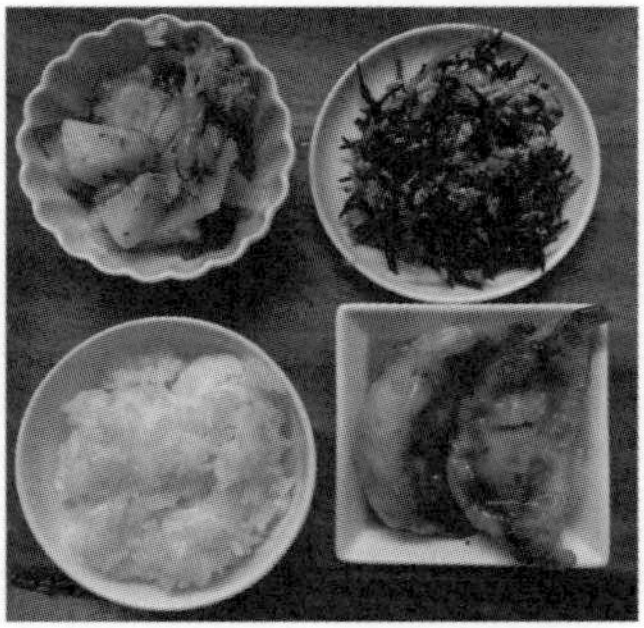

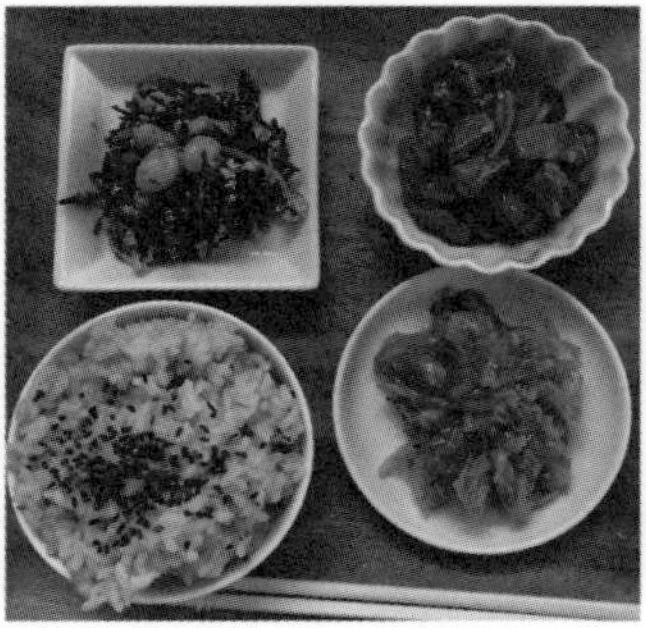

夕食

5日目

朝食なし

昼食

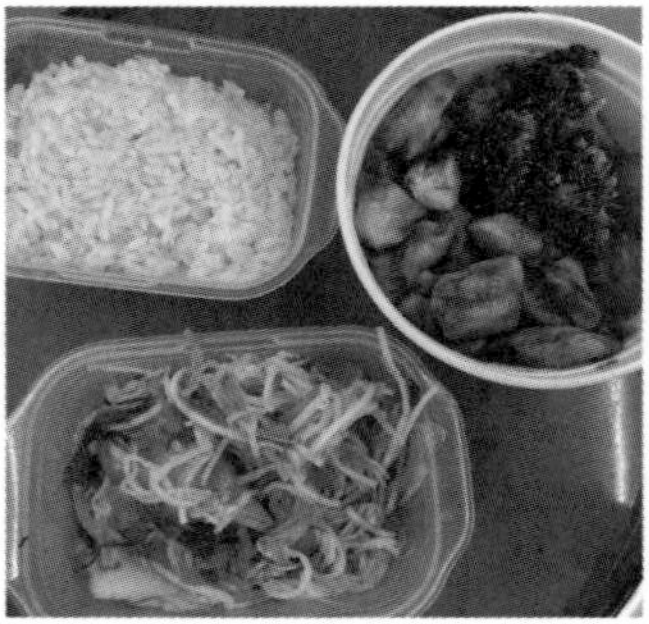

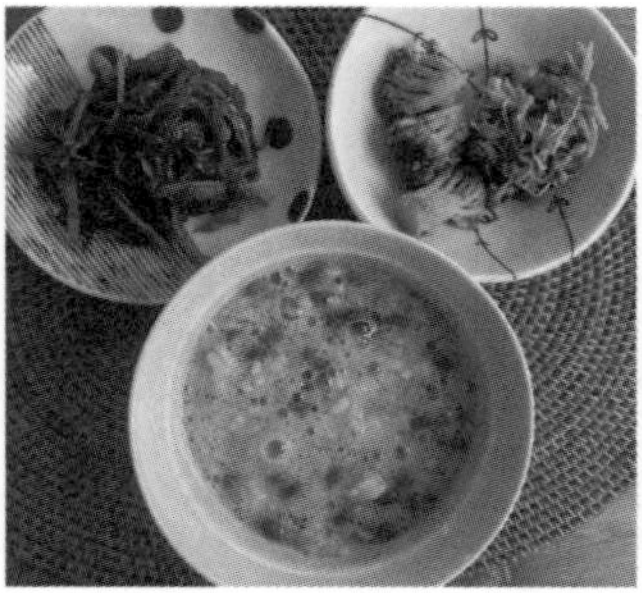

夕食

6日目

朝食なし

昼食

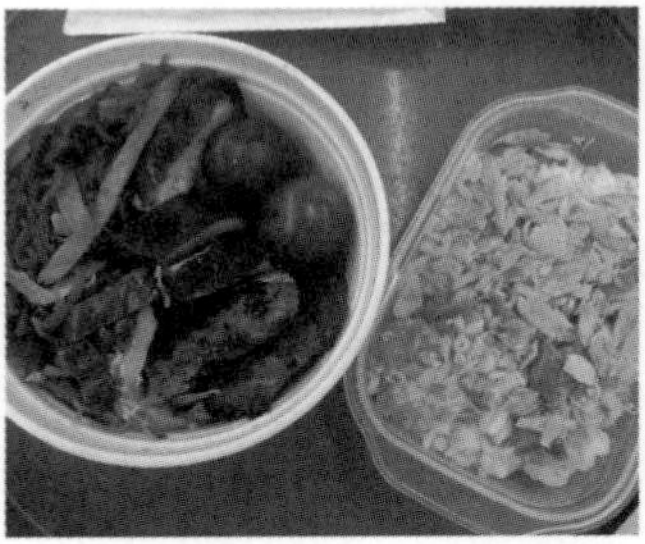

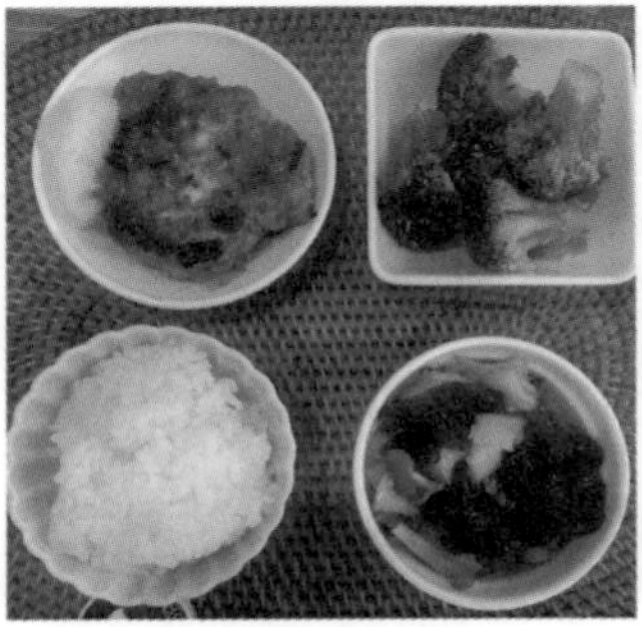

夕食

7日目

朝食なし

昼食

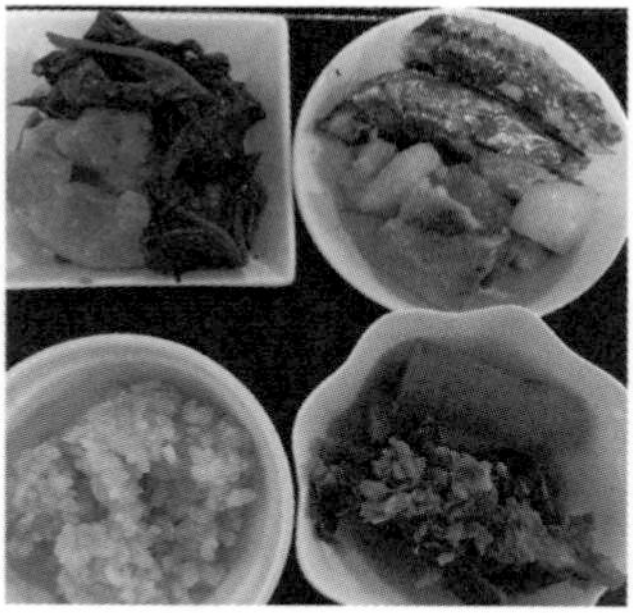

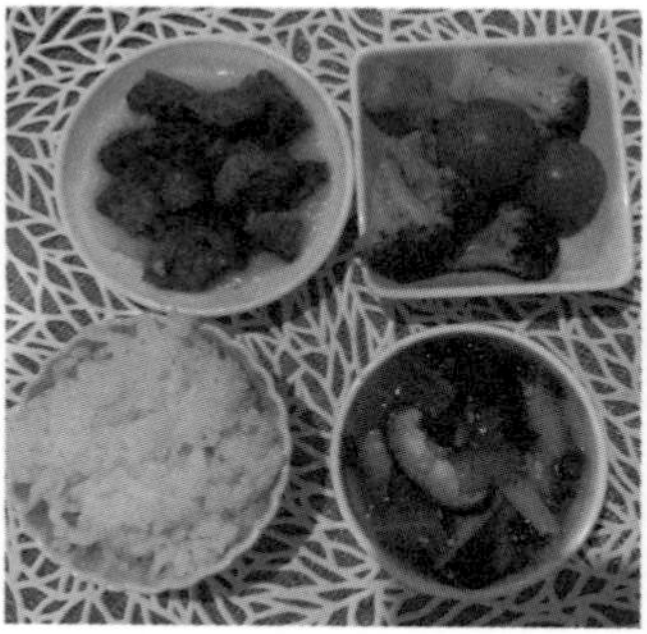

夕食

第7章：遺伝子と分子栄養学

■遺伝子検査をする理由

私のダイエット法では、遺伝子検査を必ずしています。

遺伝子検査をする目的は、１００人いたら１００通りの体があり、全く同じことをしていても全員が痩せることは不可能だからです。

その一番の要因が、遺伝子にあります。

その方が生まれ持った、肥満リスクや遺伝的にダイエットの妨げとなる要因を事前に把握することによって、より的確なアドバイスをお伝えすることが可能になります。

お客様の遺伝的リスクを知らないまま、闇雲にダイエットを提供しても、非効率になるし、どうかしたら効果が出なかったり、健康被害を招く可能性も十分にあり得るのです。

遺伝的に肥満リスクが高かったとしても、痩せられないと言うことはないので、ご安心ください。

ただし、太りやすいのは事実なので、それを踏まえた上で生活習慣を見直す必要があります。

そもそも今の体型は遺伝子だけで決まっているわけではありません。

今の体型＝遺伝子×生活習慣

これで成り立っています。

つまり、遺伝的なリスクが低くても、生活習慣が悪ければ太るし、遺伝的なリスクが高くても、正しい生活習慣を身に付けていれば、体型の維持は難しいことではありません。

遺伝子情報は生まれてから、死ぬまで誰にも変えることはできませんが、生活習慣は誰にでも変えることができます。

私のダイエット法は、遺伝的リスクを踏まえた上で、その方にどのような生活習慣や栄養指導が必要かを的確にアドバイスさせていただいているので、多くの方が無理なくお痩せいただくことができています。

■遺伝子検査でわかるあなたの太りやすさ

当店で行う遺伝子検査では、お客様が生まれ持った肥満リスクを10段階で数値化します。

それだけではなく、タンパク質リスク・糖代謝リスク・脂質代謝リスクとダイエットをする上で、どこに問題があるかがわかります。

最も大事なのが、それに対する解決策を知ることです。

肥満リスクの数値が高くても、タンパク・糖・脂質にリスクがあっても、痩せれないということは一切ないのでご安心ください。

それぞれ、対処法が違うので知る必要があるということです。

検査結果の中には、その方に合った、食材や運動なども一緒に知ることができるので、結果を出すところまで落とし込むことが可能です。

また私は分子栄養学が専門になるので、その検査結果を元に、栄養学を組み合わせ、より効率よく、綺麗に、健康的に、リバウンドがないようなダイエットをアドバイスしています。

最短で最高の結果をもたらすために遺伝子検査を導入しています。

ダイエットをされてなくても、ご自身やお子様の遺伝子を早いうちから知っておきたいと、検査だけをご希望される方も少なくありません。

■糖代謝リスクがある方

糖代謝リスクがある方も、糖そのものは人間のエネルギー源になるので、完全に排除しないようにしてください。

エネルギーになりにくい糖は極力排除し、エネルギーになりやすい糖を積極的に摂取する必要があります。

糖代謝リスクのある方は、お菓子などの所謂、白砂糖や人工甘味料の摂取は極力避け、ご飯や穀

〔太りやすさ危険度〕

持って生まれた遺伝子によって太りやすさは変わります。あなたの太りやすさ危険度を10段階で示しました。

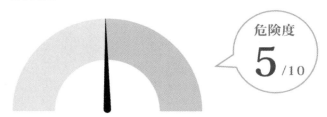

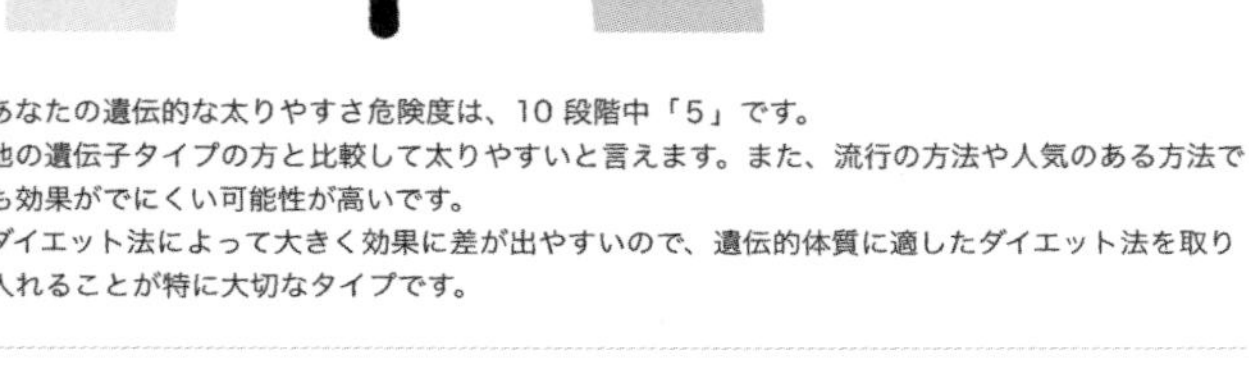

あなたの遺伝的な太りやすさ危険度は、10 段階中「5」です。
他の遺伝子タイプの方と比較して太りやすいと言えます。また、流行の方法や人気のある方法でも効果がでにくい可能性が高いです。
ダイエット法によって大きく効果に差が出やすいので、遺伝的体質に適したダイエット法を取り入れることが特に大切なタイプです。

〔遺伝子リスク〕

持って生まれた太りやすさや理想の体型を手に入れ、維持する効果的な方法は、一生変わることのない遺伝的リスクのバランスによって決まります。
遺伝子BODY革命では影響力が大きい３つの遺伝的リスクを調べています。

糖代謝リスク
高い
たんぱく質リスク
標準
脂質代謝リスク
やや高い

物類から糖質を摂るようにしてください。

糖をエネルギーに変えているのは、ミトコンドリアの働きになりますが、ミトコンドリアが遺伝的に数が少なかったり、働きが弱い方が糖代謝リスクの原因になります。

糖代謝リスクのある方は、意識的にミトコンドリアが活性するような、栄養を摂るといいでしょう。

ミトコンドリアを活性化させるために、必要な栄養素はコエンザイムQ10やナイアシンやヘム鉄やマグネシウムなどになります。

食事でこれらを摂取するように心がけてください。

また糖代謝リスクの方はインスリンの分泌が悪く、糖代謝異常が起こっている方もいます。

腎機能が低下している方は、糖質の過剰摂取が原因になることがあります。

お酒やお菓子などを習慣的に口にする方は見直したほうがいいです。

腎臓の不調がある方は、腎臓が腫れ腰の上のほうが膨れていて、それに伴い腰痛が出ている方も多く見受けられます。

そう言った意味でも、糖質の過剰摂取は控えるようにしましょう。

■脂質代謝リスクのある方

脂質代謝リスクのある方も糖代謝リスクの方と基本的な考え方は同じで、ミトコンドリアの機能低下や数の減少が大きな要因の1つになります。

脂質代謝リスクの方は、摂る脂の質に気を付ける必要がありますが、量の制限のし過ぎは禁物です。

確かに、量を取りすぎると、体内に蓄積され肥満の原因になりますが、質に気を付ければ問題ありません。

逆に制限しすぎると、健康被害や美容被害が起こりやすくなります。

肌の潤いが失われたり、生理不順が起こる原因は脂質不足が大きな原因になります。

そこで大事になるのが、何から脂質を摂取するかと言うことになります。

身近な食べ物ですと、青魚に含まれるＤＨＡはエネルギーにもなりやすい脂質ですので、非常にオススメです。

また最もエネルギーになりやすく、蓄積されない脂質が中鎖脂肪酸と呼ばれる脂質になります。代表的なのがＭＣＴオイルになりますが、やはり金額的にも高いので、なかなか調理で使うのは気が引けると思います。

オススメの使い方は、朝スプーン１杯のＭＣＴオイルをそのまま飲むか、もしくはスプーン１杯をコーヒーなどに入れて飲むかのいずれかです。

良質の脂質でご自身の好きな食べ物などから、効率よく摂取するような習慣をご自身で見つけ出してみてください。

■タンパクリスクのある方

私もタンパクリスクを遺伝子上持っています。

タンパクリスクのほうは、タンパク質の吸収がうまくいっておらず、細胞内にタンパク質を届けることができていない状態になります。

まずはタンパク質がどのように、最終的に細胞まで届き、どのようにして体内で働いているかを理解する必要があります。

タンパク質を食事から摂取しようと思ったときに、鶏肉、牛肉、卵、大豆などをイメージすると思います。

すべて正解です。

例えば、鶏肉からタンパク質を摂取しようと思っても、鶏肉には当然ですが、鶏のＤＮＡが含まれているので、人間の体には直接吸収できないようになっています。

吸収できてしまうと、羽が生えてきます…そうはならないようになっています。

では、どのように最終的に人間の体内に吸収されるかと言うと、まず食べた鶏肉は、胃で分解されます。

分解された鶏肉はアミノ酸に代わり、ここで初めて人間のＤＮＡに変化します。

分解されたアミノ酸は腸で吸収され、毛細血管に入り、細胞に入り、筋肉の構成などを行っています。

タンパクリスクのある方は、分解がうまくできていないことが多いです。

遺伝的に胃の機能が弱かったり、遺産の分泌が弱かったりしています。

タンパクリスクのある方は、食べ方を気を付けることをお伝えしています。

■タンパクリスクがある方の食べ方

まず簡単にできることで言うと、よく噛んで食べることで、唾液が消化の働きを手伝ってくれます。

タンパク質の分解を手伝ってくれるのが、ビタミンＣの働きになります。

タンパク質を摂取するときは、ビタミンＣを一緒に食べるといいですが、代表的なのが、唐揚げに付いているレモンや、焼き魚に付いているカボスなどの柑橘系がその役割を担っています。酸味の強いものも、タンパク質の分解を手伝ってくれます。

南蛮漬けなどが代表的な料理で、鯵の南蛮漬けなどは酢の力で、鯵のタンパク質を分解する働きを促しています。

また、タンパクリスクの方は、消化酵素の生産が上手くいかないのも特徴の1つです。意識的に酵素を摂る必要がありますが、酵素は基本的には生物からしか摂ることが難しいです。野菜や果物から摂るのが一般的になります。

大根おろしなどはその代表で、おろしハンバーグは牛肉のタンパク質を大根おろしの酵素で分解する役割を担っています。

酵素に関しては、酵素ドリンクなどで手軽に摂ることが可能ですが、酵素ドリンクは糖質が多いので摂りすぎには注意が必要です。

ファスティング中の方は、糖不足を起こすので、酵素ドリンクでしっかり糖を摂取する必要がありますが、そうでない方は気を付けてください。

■栄養学と分子栄養学

私のダイエット法では分子栄養学を使っていますが、一般的によく耳にする栄養学と、少し聞きなれない分子栄養学とは何が違うでしょうか？

栄養学とは「欠乏の栄養学」と呼ばれており、これ以上栄養価が下回ると体に異変が出るという基準値で摂取量が定められています。

一方、分子栄養学とは「栄養の力で細胞を元気にする」というのを目的としています。

つまり、摂取量の基準値が全く異なります。

脂肪をエネルギーに変えているのは、実はミトコンドリアの働きです。

細胞が活性化しなければ、代謝が落ち、痩せにくい体になってしまいますので、細胞を常に元気な状態に保つ必要があります。

そのためには、栄養学で定められた基準値では不足してしまいます。

栄養学と分子栄養学では、定められた基準値が約4～20倍もの開きが起こってしまいます。

ただし、単純に量をたくさん摂ればいいと言うものではなく、物によっては過剰摂取してしまっている栄養価もあるので注意が必要です。

その代表が、糖質と脂質になります。

反対に、ビタミンやミネラルなどは不足していることが多々あります。

そもそも今の食材は、栽培過程や飼育過程で栄養価が極端に下がってしまっていることが多く、食材そのものから必要な栄養価を摂取することが難しい時代にもなっています。

一方、有害ミネラルと言われる、体に負荷をかける物質は大量に体内に多く取り込まれていることが非常に多くなっています。

■糖質と脂質は悪なのか？

ダイエットと言えば、糖質制限や脂質制限をイメージする方が非常に多いと思います。

本当に糖質や脂質は悪なのでしょうか？

確かに、脂質は肥満の超苦節的な原因になるし、糖質も過剰摂取すると脂質の燃焼を遅らせてしまい、肥満の原因になります。

ただし、絶対に忘れてはいけないのが、糖質も脂質も人間にとって大事なエネルギー源であるということです。

糖質や脂質の問題で考えなければならないのが、いかにエネルギーになりやすいかということです。

糖質と一言で言っても、チョコレートやケーキなども糖質だし、お米も糖質ですが、全く性質が異なります。

チョコレートやケーキなどに含まれる、所謂砂糖と呼ばれるものは、エネルギーにならないだけではなく、吸収が速く急激な血糖値の上昇にも繋がります。

一方、お米やさつまいもなどに含まれる糖質は、多糖類と呼ばれ、エネルギーになりやすく、吸収も緩やかされ血糖値の急上昇を防ぐことができます。

脂質も同様に、サラダ油も脂質ですし、青魚から摂れるのも脂質です。

つまり、単純に制限だけしてしまうと、必ず健康被害や美容被害が生じるので、全く摂らないと言うことはせずに、食事からで必要且つ良質な糖質や脂質はある程度摂れるので、普段の食事から意識しましょう。

逆に、体にとってマイナスになる糖質や脂質は極力排除する習慣も非常に大事になります。

■太りたくても、太れない

ダイエットの指導をしていると、稀に太りたくても、太れないという方もおられます。

このような方は本当に悩みが深く、周りに相談しても「嫌味?」「こっちは痩せたくて悩んでいるのに」などと理解をしてもらえないことが多々あります。

私の考えでは、「痩せたから、体質が改善される」ではなく、「体が正常な状態になった結果、適正体重になる」というのが基本的な考え方です。

つまり、体重が増加している方も、痩せ過ぎている方も、体内の状態が悪くなった結果、適正体重でなくなっている方が多いのです。

人間の体は基本的に、消化・吸収・排泄の機能が正常に行われていなければ、健康を保つことができません。

体重が増えずに悩んでいる方は、栄養の吸収状態が悪くなっているためです。

また血糖値の過剰分泌も原因の1つに考えられる可能性があります。

体重が増えない方は、食事を頻回摂取するように心がけ、空腹の時間を極力つくらないようにする必要があります。

また、極端に栄養バランスが偏っている可能性もあるので、炭水化物や動物性のタンパク質もしっかり取るようにしてください。

もっとも、このような方は、消化機能も低下している恐れがあるので、動物性のタンパク質をとる場合は、お肉よりも魚から取ることをおすすめしています。

鳥や豚や牛などの生き物は、人間よりも体温が高く、人間の体内では消化しにくい性質を持っており、一方で魚は人間よりも体温が低いため、人間の体内で消化しやすくなっています。

体重が増えずに、悩んでいる方は食事の内容と頻度を見直してみてください。

■遺伝子と生活習慣を理解する

遺伝子で肥満リスクがないからと言って、油断して暴飲暴食をすると、太る可能性は十分にあり得ます。

逆にリスクが高いからと言って、痩せれないと言うことはないし、必ず太るわけでもありません。

リバウンド含めて、体重の増加を防ぐには、生活習慣や食習慣を見直す必要があります。

しかし、そこでご自身の遺伝子や体質を理解しているか、していないかでは、効率よく痩せるのも、ストレスなくリバウンドを予防するのも、全く異なります。

私のお客様にも、ダイエットをする必要はないけど、ご自身やお子様の遺伝子を把握しておき、日常生活に役立てたいと言うことで、遺伝子検査だけされる方も非常に多くおられます。

体質だけではなく、ご自身に合った食事や避けるべき食材などもわかるため、それを元に食事をすることができるのです。

ご自身だけでなく、お子様の遺伝子を早い段階で把握しておくことによって、成長期に必要な栄養素や食事内容をいち早く取り入れてあげることができます。

遺伝子なので、0歳で検査しても、50歳で検査しても、検査結果が変わることはないので、その点でも、早い段階でお子様に検査をしておかれる方が多いのです。

闇雲に体によさそうなものをなんとなく食べるのではなく、ご自身に合った食事を普段は心がけて、外食のときなどは、気にせずに好きなものを食べるスタイルで食事を取ると、ストレスなく食事を楽しむことができます。

本来食事や外食は楽しいものなので、神経質になり過ぎず、その中での健康に近づける食事を心がけるといいのではないでしょうか?

遺伝子検査には、そのヒントがたくさん記されているので、ご自身は勿論お子様やご家族も含めてぜひ活用してみてください。

楽して痩せることはできませんが、効率よく痩せることは可能です。

第8章：ダイエットと生活習慣病

■生活習慣病の原因

病気は大きく分けて、３種類に分かれます。

血液系の病気・ウイルス性の病気・先天的な病気の３種類ですが、日本ではほとんどの病気が血液系の病気になります。

血液系の病気とは、所謂生活習慣病がここに含まれます。

ウイルス系の病気は、インフルエンザやコロナウイルスがここに含まれます。

先天性の病気は、生まれつき持って生まれた病気になります。

私のダイエットを受けにこられる方の中に、健康診断で数値が悪くドクターに注意されていたり、生活習慣病の薬を飲んでいる方が多くおられます。

血液系の病気ということは、血液に問題があることが大半ですが、その血液が汚れる原因が食事にあります。

つまり、生活習慣病の原因は食事にあり、逆に言えば食事を改善したら、生活習慣病の予防や改善にも繋がって行きます。

砂糖や添加物の過剰摂取、グルテンやカゼインの過剰摂取など、基本的に現代病の多くは過剰摂取によるところが多いです。

私は必ずお客様にお伝えするのが、引き算の発想です。

体にいいものを摂ろうという発想も悪いわけではないですが、今ご自身の生活の中で体に悪いものを排除するということが非常に重要です。

薬を飲むより、サプリを飲むより、まずは体の中の不要なものを排泄することと、不要なものを極力入れないことが先決です。

その後に、必要であればサプリを飲んでもいいと思います。

■痩せにくい疾患と薬

私のダイエットはすべての人が痩せれる訳ではありません。

どのような方が痩せれないかというと、運動が苦手な方、食事制限ができない方、意思が弱い方、外食が多い方、お酒を飲む方、年配の方、などの理由ではなく、一番は薬の副作用と持病の問題になります。

運動が苦手な方、食事制限ができない方、意思が弱い方、外食が多い方、お酒を飲む方、年配の方などは全く問題なく痩せることができます。

では、どのような疾患や薬を飲んでいる方かと言うと、今回は４つだけお伝えします。

１つ目がピルです。

女性ホルモンは肥満ホルモンと呼ばれており、非常に太りやすい性質を持っていますが、ピルにはその女性ホルモンが含まれています。

何か疾患があってではなく、避妊や生理周期の安定のために飲んでいる方も多く見かけるので、ダイエットの妨げになることを覚えておいてください。

ミレーナも同じ様な作用があるので、ご注意ください。

2つ目が、ステロイド系の飲み薬になります。

アトピーなどで使われる塗り薬は問題ないですが、飲み薬を飲んでいる方は、ダイエットが非常難しくなります。

飲んでいるだけで、体が浮腫み体重が増加してしまいます。

私のところに相談された方で過去にいたのが、重症筋無力症の方と、白血球の疾患をお持ちの方でしたが、お受けすることはできませんでした。

注意しておいたほうがいいのが、花粉症などのアレルギー疾患をお持ちの方で、薬を飲んでいる方も注意が必要で、季節的に飲まれている場合でも、その時期は痩せにくいと思っておいてください。

3つ目が抗精神薬です。

抗精神薬に限らず、すべての薬には医薬品添付文書と呼ばれる薬の取扱説明書みたいなものが存在し、その中に副作用もすべて書いてあります。

その副作用の中に、肥満作用や食欲増進や浮腫みなどのダイエットに妨げになりそうな副作用がある場合は要注意です。

私の１つの基準として、必ず成果を出してもらう必要があるので、それらの副作用がある薬を２種類以上飲んでいる方はお断りしています。

抗精神薬のほとんどが、それらの副作用を含んでいます。

更に、抗精神薬を飲んでいる方は、複数種類を飲んでいる方が多いのも問題で、１つひとつの薬を見ると問題ない場合いでも、複数の薬を掛け合わせることによって、表記されていない副作用が出る可能性があり、そこまで来ると判断できないのでお断りしています。

４つ目は、甲状腺の疾患になります。

甲状腺の病気には、機能亢進のバセドウ病と機能低下のハシモト病がありますが、ハシモト病のほうは注意が必要です。

甲状腺機能が低下すると、排泄力が低下し痩せにくくなっています。

また、バセドウ病のほうも薬を飲まれている方は注意が必要で、亢進状態を抑制しすぎて、ハシモト病になる方も稀にいることを念頭に置いておいてください。

生活習慣病の薬を飲まれている方は全く問題なく痩せることができます。

■血液検査のデータが改善するメカニズム

私のダイエットを受けるお客様の理由は、洋服が着れなくなったなどの美容系のニーズが最も多いですが、体重の増加と共に腰や膝の痛みが悪化しダイエットを決心された方などもおられます。

実は結構多いのが、血液検査のデータが悪く、お医者さんに痩せなさいと言われたのでという理由でこられる方です。

私のダイエットを受けたから治るとは言えませんが、大事なのは生活習慣を見直すことで、特に血液検査のデータは食事に大きく関わっています。

血液の細胞は90日で生まれ変わると言われています。

そもそも血液は食べたものでつくられており、血液検査の結果が思わしくない方は、往々にして食生活が乱れています。

私のダイエットは3か月間のサポートを基本としていますが、なぜ3か月かというと、3か月間つまり90日間で正しい食生活を生活習慣を身につけてもらうことが一番の目的としているからです。

90日間正しい食生活を生活習慣で過ごしていただくことによって、血液検査のデータに反映されることがあります。

しかし、最も大事なのは異常が起こる前に、予防をしておくことなので、そうなる前から正しい習慣を身につけてもらいたいと思っています。

特にお子さんがいるお母さん達には、食の重要性をお伝えしています。

もちろん、お父さんやおばあちゃんやおじいちゃんが食に関わることもあるでしょうが、なんだかんだ言って、お母さんが関わることのほうが多い可能性が高いので、お伝えさせてもらっています。

お母さんが正しい知識を身につけることによって、家族全員を健康にすることもできるのです。

■実は栄養不足！　過食症の原因

過食の本当の原因はご存知ですか？

これを理解するためには、栄養の働き方を理解する必要があります。

満腹とは、脳と胃で感じます。

脳で感じる場合は、質が満たされたときで、胃で感じる場合は量で満たされたときです。

質が満たされた状態というのは、46種類の必須栄養素が満たされた状態のことを言いますが、46種類の必須栄養素はドベネックの桶という働き方をします。

ドベネックの桶とは、一番少ないところに基準が合わせられてしまいます。

絶対にあり得ない話だけど、45種類パーフェクトに栄養が入っていたとしても、1種類0になると人は生きていくことができません。

要するに、栄養はチームで働いています。

栄養が不足してくると、防衛反応として、ある指令を出します。

例えば、ビタミンCが不足していたとしても「ビタミンCが足りないよ」とは指令を出さずに「何か食べたい」という指令を出します。

〔ドベネックの桶〕

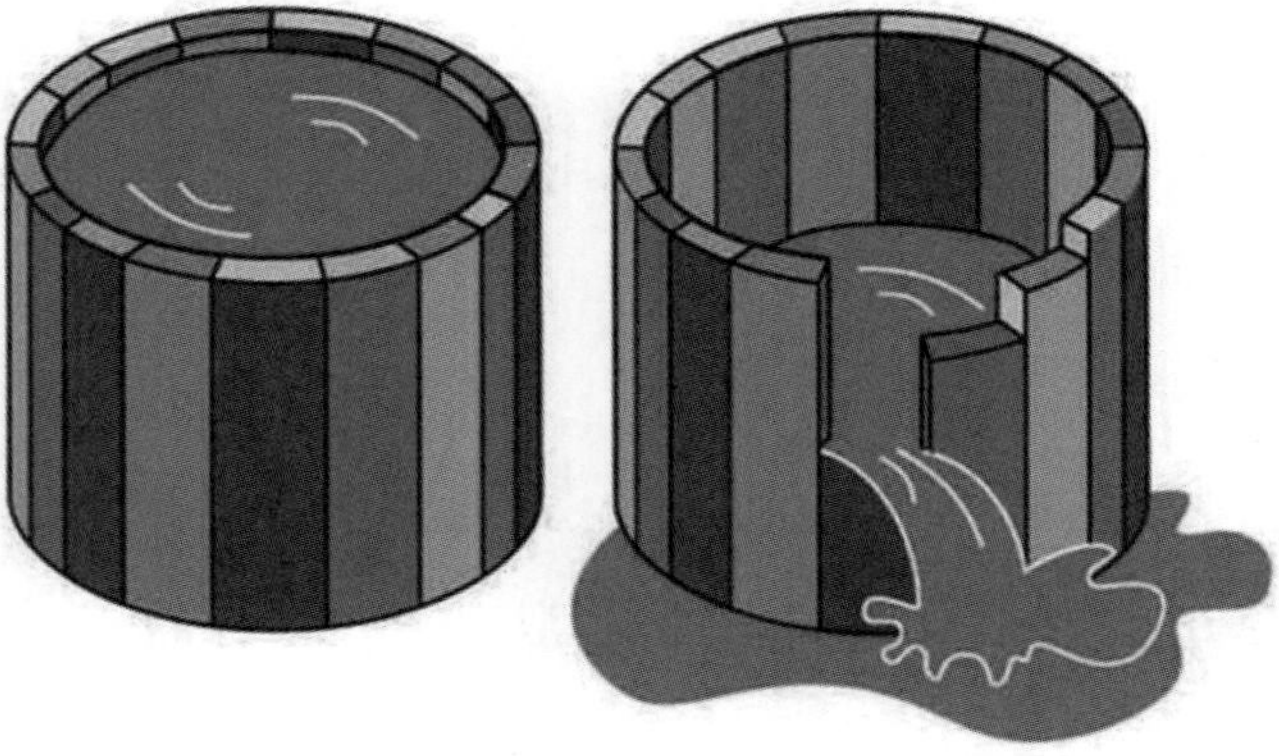

皆さんの周りにも「何か食べたい」という方いませんか？

その方は何かが足りていないため、脳から指令されている状態です。

46種類の必須栄養素は、食べたものからしか摂ることができないため、質が満たされていない脳から指令が出ているのです。

過食症の方はこのときに、食べるものの質が悪く、カップ麺などを食べても不足した栄養素は満たされません。

栄養が満たされてないので、また脳から「何か食べたい」と指令が出て、そこでお菓子などを食べます。

結果、また不足した栄養が満たされずに「何か食べたい」と…これを永遠に繰り返している状態が過食症です。

そのため、胃は完全にキャパオーバーを引き起こしてしまい、吐いてでも食べなければならない状況に陥っています。

栄養不足以外にも、糖質依存や添加物依存なども原因に挙げられますが、まずはバランスの取れた食事から始めてください。

■肥満は遺伝じゃない！　肥満家系の原因

肥満は遺伝すると思われている方が非常に多いですが、実はそうではありません。

その証拠に、私のダイエットを受ける方は必ず遺伝子検査をしてもらいますが、たまにお子さんの遺伝子検査も一緒に受けたいということで、親子でされる方がおられます。

遺伝子検査の結果が似たような結果になるかというと、必ずしもそうではありません。

しかし、親が太っていると子どもも太っていることが非常に多いです。

この原因は、遺伝的な問題ではなく、食生活や生活習慣が非常に似ているため、結果として同じような体型になっています。

今の体型をつくり上げているのは、もちろん遺伝的要素もありますが、それ以上に生活習慣が非常に大きなウエイトを占めています。

もちろん子どもなので、お菓子も食べたくなるだろうし、ジュースも飲みたくなると思うので、完全に排除することは難しいと思いますが、家庭で出す食事だけでも、バランスのよい食事を心がけるようにしてあげてください。

それが子どもを病気から守る大きな1歩になると私は考えています。

私の家庭が、完璧な食生活をしている訳ではありません。

子ども達もお菓子好きなので、食べることもあります。

私が大事にしていることは、正しい選択をしましょう、と言うことではなく、後悔のない選択をしましょう、と言うことです。

今の世の中、情報がたくさん出回って、何が正しいかわかりません。

それでも、私たちはその情報を元に様々なことを選択し続けていかなければなりません。

その選択は誰がしたものですか？　ご自身でされたものですか？　メディアや行政や学校や病院の言いなりに鳴っていませんか？　もしその選択で大事にお子さんに何かあっても後悔しませんか？


子ども達を守るのが親の1つの役目であるならば、しっかり親御さんが情報を調べて、正しいか間違っているかはわからなくても、後悔のない選択をしてもらいたいと思っています。

本書も読者様の1つの情報の選択肢になれば嬉しいと思って執筆しています。

私は、ダイエット中のお客様に食事や医療のお話を多々させていただきますが、たまに世の中に出回っている情報と逆の事を言うこともあります。

私が胸張って言えるのは、私自身や、私の大事な人で実践して結果の出たものしか、大切なお客様には絶対にお伝えしないと言うことです。1つ考えるきっかけになったら嬉しく思います。

第9章：痩せるマインドセット

■太る人と痩せる人の考え方

私は太っていることが悪いとは思っていません。

太っていても幸せな方も、食べることが生きがいの方もいると思うので、それ自体が悪いことだとは思っていません。

しかし、それが原因で、不健康になったり、好きな洋服が着れずにコンプレックスを感じたり、恋愛に積極的になれないなど、自分らしく生きることができていない方をたくさん見てきました。

それが痩せることで解決できるなら、今すぐ痩せたほうがいいと思っています。

ダイエットがうまく行かない人を何人も見てきましたが、多くの方がダイエットの方法論ではなく、考え方に問題を抱えている方が多いのが現実です。

ダイエットに限らず、何か目標を達成したり、夢を叶えるためには共通の考え方があります。

目標から逆算し、一日一日を過ごせるかが非常に重要な考え方になります。

1日で10キロも痩せることはまずありませんが、1日100グラムずつ痩せていけば、3か月後には9キロ痩せています。

つまり、1日100グラム痩せるために、やるべきことを徹底していますかということです。

これは方法論が正しいとか間違っているとかという以前の問題で、コツコツ100グラム痩せる努力を継続できているかだけの問題です。

ダイエットがうまく行かない方は、どんな方法でもいいので、ご自身が決めたことを、まずは3日、それができたら3週間、それができたら3か月続けてみてください。

どんなダイエットでも、それなりに効果は出ているはずです。

■太る人と痩せる人のお金の使い方

私のお客様はダイエット終了後、口を揃えて言われることがあります。

「コンビニに行かなくなったから、無駄な出費がなくなった」と。

コンビニに限らず、太るのにも実はずいぶん多くのお金を使っているのです。スイーツやお酒や外食など、お金を使って体重を増やし、不健康にしているということに目を逸らしてはいけません。

先ほども言いましたが、それが幸せで、生きがいであるなら、いいと思いますが、少なくとも本書を手に取ってくださっている方は、ダイエットに興味を持っている方が大半だと思うので、それらにお金を使うということは間違ったお金の使い方と言えます。

痩せている方や何歳になってもスタイルもよく若々しい方は、やはりそれを維持するためにお金を投資しています。

多少高くても、いい食材を選んだり、ジムで体を動かしたり、エステでお手入れをしたり、綺麗になるための自己投資と、不健康の原因になり得るものの排除をしています。

「痩せたい」が口癖の人皆さんの周りにもいませんか？

その方のお金の使い方はきっと言葉とは裏腹に、太るためのお金の使い方になっているはずです。

体型は、日頃の生活習慣の結果でしかありません。

必ず原因は生活習慣にあるので、そこを見直してみてください。

きっと私のダイエットのお客様と同じように、コンビニや無駄な外食が減り、無駄な出費も減り、更には将来かかる可能性の高い、無駄な医療費も払わなくてよくなる可能性が十分考えられます。

■付き合う人を変える

「自分の収入は、最も一緒に過ごす上位5人の平均になる」という話は聞いたことありますか？

私は体重や体型や健康や美容にも同じことが言えると思っています。

私の周りには、美意識や健康意識が非常に高い方がたくさんおられますが、その方の周りの方も同じような方が非常に多く、だからこそ私のお店にもたくさんのご紹介をいただいております。

逆に、不健康な方の周りには不健康な方が多く、会話の内容に顕著に現れています。

美意識の高い方の会話は、美容や健康に関する会話が多く、不健康な方の会話は健康診断の数値が悪いとか、どんな薬を飲んでいるなどの会話が中心になっています。

しかも、それをお菓子を食べながら、お酒を飲みながらしているから面白いですよね。

つまり、環境や付き合う人でも、体型が大きく左右するものです。

あなたがダイエットを頑張ろうとしているときに、それを邪魔するかのように食事に誘ったり、やる気を削ぐような言葉を投げかけたり、努力を馬鹿にするような人とは絶対に付き合わないほうがいいです。

逆にあなたの努力を応援し、ときには厳しくも励ましてくれる方とは積極的にお付き合いを続けていくといいでしょう。

私は家族関係でも同じことが言えると思っていて、奥さんの努力を応援できるご主人か、「どうせまた続かないだろ」と小馬鹿にするご主人か、どちらがいいですか？

友達付き合いなら、尚更選ぶべきだと思っています。

そして、あなたの周りにダイエットに限らず何かに挑戦する人がいたら、応援してあげれる自分でいることが、応援される自分である第１歩だと私は思っています。

■何のためにダイエットをするのか？

私はお客様がダイエットをご希望されてご来店された際に、必ずお伺いするのが、いつまでに？なんのために？　というのを必ずお伺いします。

夢に期日と目的を明確にしてもらう事によって、痩せるイメージをクリアにしていただきたいと思っているからです。

そして、それが明確になればなるほど、より達成率も高まってきます。

つまり、人は「頑張る理由」がないと頑張れず、それが明確にならないと「やらない理由」ばかり探してしまうのが大半の人です。

私は常にお客様にお伝えしているのが、ダイエットは手段であって、目的ではないということです。

10キロ痩せるのが目的ではなく、10キロ痩せて、好きな洋服を着れるようになって、自信をつけて、恋愛に積極的になって、彼氏をつくって、結婚して、幸せな家庭を築くことが最終的な目的ではないでしょうか？

体重を落とすことが目的ではなく、健康寿命を伸ばすことが本当の目的ではないでしょうか？

ここの目的をしっかり定めてからダイエットをスタートすると、より成功率が高まってきます。

同時に期日も明確にすることをおすすめしています。

私も含めて、人は基本的には甘える生き物で、どうしても緊急性のないことは先送りにしがちです。

無理矢理にでも、期日を設けることによって、今スタートする理由ができるので、結果が出るのも早くなります。

限られた人生、1日でも早く理想の体型になって、人生楽しんだほうがいいですよね？

薄着になるまでに！　子供の卒業式までに！　次の健康診断までに！　結婚式までに！　なんでもいいので、夢に期日を設けてください。

夢を先送りにする人生よりも、1日でも早く叶える人生のほうが絶対にいいですよね？

■続く人と続かない人

ダイエットは１日で、理想の体重や体型を手に入れることはできないので、継続することが、ダイエット成功の大きな要因になります。

どうやったら続けられるのかを考えることも大事ですが、まず考えて欲しいのが、なぜ今まで続かなかったのかを考え、その原因を潰していくことが大事になってきます。

私のお客様も今までダイエットが続かなかったと言われる方がたくさんおられますが、そのような方でも継続できるようになり、しっかり結果に繋げ、尚且つリバウンドもなく生活できています。

ダイエットが続かない理由で多いのが、すぐに結果が出ないから、努力が無駄に感じるというのが私がお客様から聞いた中で最も多い答えです。

この「結果が出ない」というのには２つの解釈があると私は考えています。

１つが、ダイエットの方法論に問題があり、結果の出ないダイエット法を一生懸命されているパターンです。

やはり、ノウハウは非常に大事で、効果がないダイエット法をいくら頑張っても体重が落ちることはなく、モチベーションの低下に繋がり、３日もしたら辞めてしまいます。

私のダイエット法が続く理由の１つとして、即効性があるということが挙げられます。

ダイエット開始して、平均すると翌日には３００グラム痩せて、３日後には６００グラム、１週間後には1・2キロ瘦せています。

ダイエットはもちろん大変なこともありますが、楽しさがあると継続もしやすくなります。

ダイエットで一番楽しい・嬉しい瞬間は、何と言っても体重計に乗った瞬間、数字が小さくなっていることです。

私のお客様は「体重計に乗るのが楽しみ」と言われる方がたくさんおられますが、それは体重が落ちていく過程を楽しめているからです。

結果が出ないというもう1つの解釈が、いきなり大きな数字を求めすぎる思考の問題です。

私のお客様でも、開始1週間で1キロ瘦せてこられても「全然瘦せないです」と言われる方がおられます。

十分です。

目標を大きく保つことは大事なことではありますが、何キロ瘦せるにしても、日々の積み重ねでしかありません。

ご自身の小さな変化に気づいて、ご自身をご自身で褒めてあげてください。

最近お腹周りがスッキリしてきたな、ズボンが緩くなってきたな、ベルトの穴が1つ絞れた、などなど小さな変化にご自身で気づいてあげてください。

また、周りから気づかれると、嬉しくなるし、やる気も上がると思いますが、1つ目安として、元々の体重の10％くらい落ちてくると、周りからも気づかれるので、そこも1つ目標にして下さい。

継続するためには、ある程度の即効性のあるダイエット法を選択すると言うことと、いきなり大きな数字を求めることなく、日々小さな変化に気付いて、ご自身でご自身のやる気スイッチを押してください。

ダイエットは継続しなければ絶対に成果は出ないと言うことを覚えておいてください。

■引き算の思考法

ダイエットを繰り返している方が、まずしてもらいたいのが「情報のダイエット」です。

私のお客様でも、とにかく情報をたくさん持っている方が多く、正しい情報も間違った情報もたくさん持っています。

例えば、ダイエットとボディメイクは別物ですが、その情報が混同し相反することを同時に行っている方も多く見られます。

そもそも、今までやってきて効果がなかったなら、その情報は一度手放していいはずです。

現代は、いいことでもありますが、簡単に情報や物が手に入る時代になっていて、多くの方が足し算の思考になっています。

これはダイエットや美容や健康に限った話ではなく、すべてのことに言えます。

健康のためにはあれをしたらいい、美容のためにはこれを使ったらいいなど、今の生活にプラスをすることばかり考えていますが、正直それは広告に踊らされているだけかもしれません。

私も同じ立場かもしれませんが、商品を買ってもらうために、企業側は当然これを使うといいと広告をかけてきます。

しかし、本来大事なのは、太る習慣や美容や健康を損なう要因を排除していくことのほうが先決で、結果が出るのが早いと言うことを覚えておいてください。

そして、それをまず実践してみてください。

何かを加えるのには、お金がかかりますが、何かを排除することには、お金がかからないどころか、無駄な出費も減っていきます。

ものだけではなく、情報にも同じことが言えます。

私のダイエットではなくても、何かダイエットを始めようと思ったら、まず過去の情報は全て捨てて、そのダイエット法一択でやってみてください。

そのほうが、間違いなく結果が出やすくなります。

■ダイエット中のメリハリ

ダイエットは最低でも3ヶ月は継続することをおすすめします。

目標体重に関わらず、その後のリバウンドを予防するためにも最低3か月は推奨しています。

と言うことは、ダイエットはある程度、期間が必要になります。

3ヶ月もあれば、誰でも外食があったり、生理中など無性に食べたくなったり、ストレスで食べたくなったりすることはあると思います。

そこで大事なのが、メリハリを付けるということで、何日も繰り返さず、翌日にはダイエットの生活に切り替えることです。

ダイエットがうまく行かない人は「今日くらいいいや」というのが、何日も続いてダラダラとその生活リズムから抜け出せなくなり、気づいたら、ダイエットをしていたことさえも、忘れてしまっています。

ある程度、期間が必要なダイエットだからこそ、メリハリをつけてダイエット生活を送ることを意識してください。

逆に制限をかけすぎると、それがストレスとなりダイエットそのものが嫌になったり、リバウンドが起こる大きな要因になるので、ご自身の体重の推移を見ながら決めていくといいでしょう。

■私に特別な力があるわけではない

私のお客様は、やはり皆さん素直に真面目にダイエットに取り組んでくださいます。

その結果として、素晴らしい成果を出されています。

稀に私のダイエットを受ければ痩せると思われている方がおられますが、それは違います。

私に特別な力があって皆さんが痩せているわけではなく、私は正しい痩せ方を知っていて、それをお客様にお伝えしているだけです。

私に特別な力があって、触るだけで脂肪が燃焼するとか、話しているだけで体重が落ちていくなどということは一切なく、私のお伝えしたことを素直に実践してくださった方のみ体重が落ちているのです。

ダイエットに限らず、すべてにおいてそうですが、○○するだけで痩せる、○○するだけで儲かるなどという、夢のような話はこの世の中には残念ながら存在しません。

何か叶えたい夢があるなら、それ相応の努力と日々の積み重ねが必要になるし、例え一時的に結果が出たとしても、すぐに元の悪い状態に戻ってしまいます。

私の仕事は、そんな頑張るお客様に、最短で最高の結果を出してもらえるように、必要な情報を必要なタイミングでお渡しし、モチベーションの管理をしていくことだと考えています。

同じ情報やアドバイスでも、必要でないときに、必要でない情報を渡されても、頭には残らないので、そのタイミングを常に見計らって、お客様にお伝えすることを意識しています。

ダイエットにしても、仕事にしても、夫婦関係にしても、すべてに言えることですが、依存体質の方は上手くいきません。

先生がなんとかしてくれる、会社がなんとかしてくれる、主人（妻）がなんとかしてくれる、国がなんとかしてくれる…。この考え方では、上手くいきません。

初めのうちは、相手に頼ることももちろんありますが、最終的には自立し、自分で考え、自分で行動する力を身に付けることが最も大事なことだと私は考えています。

第10章：リバウンドを防ぐ生活習慣

■リバウンドとは

リバウンドの定義とは、ダイエット終了後、同じ期間に同じ体重が増えることを意味しています。例えば、3か月で8キロ痩せて、翌3か月で8キロ増えることが、リバウンドの正しい定義づけになります。

と言うことは、3か月で8キロ痩せて、2年後に8キロ増えるのは厳密にいうと、リバウンドではないということになります。

リバウンドの言葉の定義はそうですが、2年後だったとしても体重は戻りたくないですよね？

私のところでダイエットされた方のほとんどの方はリバウンドなくその後も過ごしています。

私はもちろん体重を落として、目標体重を達成することも大事ですが、最も大事なのは生活習慣を見直し、体質を改善し、自分で体重のコントロールができるようになってもらう事だと思っています。

私のダイエットを卒業したら、同じ生活ができなくなるようでは、必ずリバウンドしてしまうので、その方の生活スタイルやリズムから大きく外れないように、ダイエット設計をしています。

■ダイエット終了後やるべき3つのこと

ダイエットで重要なのは、結果を出すと言うことはもちろんですが、それと同じくらい、いやそれ以上に大事なのがリバウンドをしないと言うことです。

痩せたはいいけど、すぐリバウンドしたでは、努力が水の泡になるし、それを繰り返すと健康や美容に被害が出てしまう可能性もあります。

リバウンドしないためには、前述した通りダイエットの方法ももちろん大事ですが、それと同時にダイエット後の過ごし方も重要になります。

私は、ダイエット卒業される際にお客様にリバウンド予防として、お伝えしているのが次の3つです。

1つ目が、毎日体重は継続して測ること。

正しい痩せ方をマスターしたら、1～2キロなら簡単に調整することが可能ですが、毎日の体重を把握しておかないと、久々に測ったときに5キロくらい増えていたというようなことが起こってしまいます。

5キロ戻すことができないということではないですが、やはり精神的に戻すのが大変になります。

そのため、毎日ご自身の体重を把握しておき、外食等で少し増えていたら、2～3日ダイエット中の生活に戻して、リセットするようにしましょう。

2つ目が、水は継続して2リットル前後飲みましょう。

人間の体で大事なことは、消化・吸収・排泄がきちんとできているということです。

その中でも、ダイエットにおいては排泄というのが非常にポイントになってきます。

排泄するためには、新しい水を入れて、古い水を排泄しなければなりませんが、水の摂取量が減ってしまうと、排泄機能が低下してしまうので、リバウンド予防のためにも、健康と美容維持のためにも水は飲みましょう。

3つ目が、無駄な完食は控えましょう。

常にお伝えしているように、ダイエットで最も改善しなければならいことは、生活習慣です。太っている人には、太る生活臭が身についてしまっていて、痩せている人には、痩せる生活習慣が身についているのです。

その最たるものが、間食の習慣です。

ただし、たまには甘いものを食べるのも、友人とお茶しながらケーキを食べるのも、人生の中で楽しみの1つだと思うので、全くするなということではなく、無駄な間食はしないようにしましょうということです。

習慣だけではなく、砂糖には依存性や中毒性があるので、毎日食べると辞められなくなってしまうので、そういった意味でも、極力控えたいです。

■過度なダイエットはリバウンドの元

ダイエット中と終了後の生活が大きく変わらないようにするのも、リバウンドを防ぐための大事なポイントになります。

つまり、ダイエットを選択するときに、その生活を継続的にできるのかというのが非常に重要な選択基準になってきます。

どのダイエット法が正しいかどうか以前に、その生活を続けれてリバウンドなく過ごせるかと言うことを重要視しています。

置き換えダイエットが方法論として、正しいかどうか以前に、いつまでもその生活続けることできますかと言うことです。

過度なダイエットはリバウンドの大きな要因になるので、極力その生活が継続できるようなダイエット方法を選択することをおすすめします。

■体重の推移を知る

私のダイエットでは、お客様に朝と夜に体重を測ってもらいますが、3か月するとどれくらい推移しているか何となくわかってきます。

見るポイントは、夜から翌朝にかけてどれくらい体重が落ちているかと言うことです。

平均すると600グラム落ちますが、人によっては800グラム落ちる人もいれば、400グラムしか落ちない人もいます。

まずご自身がどれくらい落ちるのかを把握しましょう。

食事には、太る食事・痩せる食事・維持する食事の3パターンがあり、ダイエットをしたいなら痩せる食事をしなければなりません。

しかし、ダイエット終了後、もう落とさなくてよくて、リバウンドしないようにしたいのであれば、維持する食事をしたらいいです。

では、どのように調整するかと言うと、ダイエットをしていくなら、夜から翌朝にかけての減る体重よりも、朝から夜にかけて増える体重を抑えなければなりませんが、リバウンドしないようにするためなら、夜から翌朝にかけて減る体重と、朝から夜にかけて増える体重がプラスマイナス0でいいです。

つまり、食事量を若干増やしても、太ることはありません。

もちろん食べ過ぎには気をつけなければなりませんが、この体重の推移を理解しておくと調整が非常にやりやすくなるので、ご自身の夜から翌朝にかけての体重の落ち具合を把握するようにしておきましょう。

■痩せ方を知れば怖くない

サロンやジムなどでダイエットをされた経験のある方は、通っている期間はいいけど、行かなくなった途端体重が戻ったという経験はございませんか？

私がお客様に伝えているのは、私の元を離れてもお客様ご自身で体重のコントロールができるように3か月間で一緒に勉強していきましょうということです。

サロンで施術を受けて痩せることも悪くはないですが、卒業後その施術を自宅ですることはなかなかできないと思います。

そうではなく、正しい体の構造や栄養学や食生活や痩せるメカニズムを理解し、ご自身で普段の生活の中で実践できるようになることのほうが私は重要だと考えています。

私は私のサロンにずっと通っていただくことが目的ではなく、お客様が自立してご自身の体重はもちろんのこと、健康と美容の管理ができるようになっていただくことが、最終目的だと考えています。

卒業後、誰もが外食があったり、お祝い事があったり、お酒を飲む機会があったりするはずです。

そこで食べなきゃ増えないではなく、その場を楽しんで、翌日から2～3日で元の体重に戻すことのできる正しい知識と行動を身につけることこそが、リバウンドを予防する唯一の方法です。

いつでもご自身の体重をコントロールできるように、正しいダイエットや生活習慣を身につけることができたら、ダイエット終了後も多少の増減が気にならなくなり、外食等も楽しめるようになります。

卒業された私のお客様の多くは、正しい知識を身につけ、卒業後も実践してくださり、リバウンドなく過ごされています。

再現性のあるダイエット法こそが、今必要とされるダイエット法ではないかと私は考えています。

本書が、その一助になりましたらこの上ない幸せと思っています。

■リバウンドを制する者がダイエットを制する

リバウンドを繰り返すと、必ず健康被害や美容被害が出てしまいます。

リバウンドしないと言うのは、意思だけの問題ではなく、それ以上に大事なのが正しいダイエットの知識と生活習慣を身に付けることです。

ダイエットは、私のダイエット法も含めて、どんなダイエット法でも一時的に体に負担を与えてしまうのは紛れもない事実です。

痩せた後や、体質に変化が出たときは体に取ってプラスをもたらすことが多いですが、特にダイエット初期に関しては、血糖値が下がり過ぎたり、精神的にストレスを感じてしまいます。

私のダイエット法も極力ないようにしていますが、完全に0にすることは限りなく不可能に近いものだと考えています。

ダイエットとリバウンドを何度も繰り返してしまうと、心身ともにストレスを繰り返すことになります。

一度ダイエットをしたら、それを維持し、リバウンドを繰り返さないことが非常に重要な要素です。

前述した内容を意識して、リバウンドのない生活習慣まで手に入れて欲しいと願っています。

第11章：ダイエットの種類

■運動によるダイエット

ダイエットの代表でもある運動やトレーニング。

腹筋を割りたい、ボディービルダーのような体を手に入れたいという方は、運動やトレーニングは必須になります。

ダイエットをすると、方法による差はあるものの、私のダイエット方法も含めて、必ず筋肉量は落ちてしまいます。

ダイエットとボディーメイクは全く別物ということを理解しておかなければなりません。

つまり、目的が全く違います。

前述した通り、運動で脂肪を燃焼しようと思ったら、７２００キロカロリー、フルマラソン３周走ってようやく脂肪が1キロ燃焼されるので、非常に効率が悪くなります。

運動だけで痩せようと思ったら、限りなく不可能に近くなります。

しかし、私のダイエットでは運動を一切しないので、腹筋を悪ことはできません。

脂肪の燃焼を目的にするのか、ボディーメイクを目的にするのか、目的を明確にしてから手段を選択するといいでしょう。

1つだけ気を付けなければならないのが、体重が重すぎる状態で運動をすると腰や膝などに負荷がかかり過ぎて、痛める可能性があることです。

それを防ぐためには、ある程度体重を落としてから、軽めの運動からスタートすることをオススメします。

また、私のダイエット法では内臓脂肪のほうが落としやすいですが、トレーニングでは皮下脂肪のほうが落としやすくなっています。

運動で内臓脂肪を落としたい場合は、有酸素運動が必須になってきます。

運動と食事管理のハイブリッドが一番おすすめです。

私の店舗でも、スタッフによるピラティスを同時にされる方もおられます。

運動が苦にならない方は、軽めの運動と食事の管理を同時進行でしてみてください。

■エステの痩身マシンによるダイエット

私のダイエットのデメリットをお伝えすると、痩せた後のセルライトまでは取りきれないことです。

これは私のダイエット方法に限った話ではないですが、セルライトを取ろうと思ったら、エステサロンなどにあるキャビテーションなどの痩身マシンを使うのが最も効果も早く、痛みもなく、効率よく取ることができます。

私の店舗にもキャビテーションはありますが、キャビテーションだけで体重が落ちることはまずありませんのでご注意ください。

例えば、結婚式前などに一時的にくびれをつくりたいというようなニーズでしたら、多少はお役に立てるかもしれませんが、根本的なダイエットという訳ではありません。

私の店舗では、痩せた後にもしセルライトが気になるようでしたら、キャビテーションを受けていただくようにしています。

何度も言うように、キャビテーションだけで体重が落ちることはまずないので、全てのダイエット法に言えますが、きちんと目的を明確にし、その方法がどの様な効果をもたらすかを理解して選択しないと、無駄なお金と時間を使うことになってしまいます。

体重を落とした後、キャビテーションをすると、本当に綺麗な体を手に入れることができるので、是非試してみて下さい。

■食事制限によるダイエット

食事制限だけでダイエットをすると、前述した通り、かなりの高確率で、健康被害や美容被害を招いてしまいます。

ダイエットと食事は切っても切れない関係にありますが、食事は制限するものではなく、管理するものです。

ここを間違えないようにしてもらいたいです。

量を調整することは大事ですが、単純に量を減らしたり、過度な糖質制限や脂質制限をせずに、バランスよく食べることが大事です。
「ま・ご・わ・や・さ・し・い」と言うのを聞いたことありますか？
ま↓豆類
ご↓ごま
わ↓わかめ（海藻類）
や↓野菜
し↓椎茸（きのこ類）
い↓芋類
量に気を付けつつ、この辺りの食材を意識的に取るようにしてください。
ダイエットは食事が9割といわれるくらい、食事の管理は大事になるので、過度な食事制限はせずに、バランスのいい食事を心がけてください。

■矯正下着によるダイエット

矯正下着に脂肪を燃焼する効果はありません。

猫背を改善したい、ヒップアップしたい、バストアップしたい、浮腫を改善したいなどという目的であるなら、効果があります。

もちろん姿勢が悪いために、代謝が悪くなり、体重が落ちにくくなることがあるので、そう言った意味で、ダイエットのサポートには効果的です。

ただ、矯正下着を着るだけで痩せるということは、まずあり得ないです。

最近の矯正下着は生地に特殊な成分が練り込まれているものも多くあるので、それ自体が悪いということはなく、むしろ体温上昇やホルミシス効果などメリットもたくさんあります。

あくまでも、脂肪を燃焼する効果があるかという点では、効果はないということです。

矯正下着は、日常生活の中にストレスなく取り入れることができるものではあるので、上手に活用していくといいと思います。

■脂肪吸引によるダイエット

脂肪吸引は部分的に脂肪を取り除きたいなら効果的かもしれません。

全身の脂肪を吸引するとなると、体力的にも金銭的にもかなり負担が大きくなるでしょう。

医療の力で脂肪を吸引するのはよいですが、最も大事なのは習慣を身につけ、リバウンドがないようにしていくことです。

せっかく高い金額を払っても、生活習慣や食習慣が改善できておらず、また元に戻ってしまったら非常に勿体ないですよね?

基本的にダイエットに限った話ではないですが、即効性のあるものは、戻るのも早いこと多いです。

まずはご自身の体を知り、生活の中での悪習慣を排除し、正しい生活習慣を身につけ、習慣と体質を改善していくことが大事になります。

最近よく耳にする、GLPダイエットにも同じ様なことが言えます。

GLPダイエットとは、簡単にいうと血糖値の上昇を抑えたり、血糖値を下げる投薬治療になり、糖尿患者に処方されたりもします。

痩せるメカニズムでお伝えした通り、脂肪を燃焼するためには、血糖値を下げなければなりませんが、それを薬の力を使って無理矢理下げています。

結果、脂肪の燃焼を早めるというメディカルダイエットの一種になります。

これも、食生活や生活習慣が変わっている訳ではないので、やめた途端体重が戻る可能性は十分に想像できます。

それを恐れて、飲み続ける方もおられますが、薬には必ず副作用があります。

そのリスクを十分考慮して服用するか選択してもらいたいと思います。

■ダイエットサプリによるダイエット

脂肪燃焼サプリなどは、手軽に始められるので、挑戦したことある方も多いと思います。

結果はいかがでしょうか？

なぜそのサプリを飲むと脂肪が燃焼されるか理解した上で使用された方は非常に少ないと思いま

す。

脂肪を燃焼させるためには、ミトコンドリアの活性化が大事になるので、コエンザイムQ10やナイアシンのサプリがその部類になります。

もしくは、便秘を改善するサプリメントなどの売り出し方として、ダイエットサプリと謳っている商品もあります。

痩せるためには、栄養の力は大事になるので、サプリメントも必要な方もいますが、なぜそのサプリメントを飲んでいるのか理解する必要があります。

また、サプリメントを選ぶ際は、なかなか完璧なものは存在しないですが、極力人工甘味料や添加物が使用されておらず、原材料が天然物であるものを選ばれることをおすすめします。

ただし、サプリメントも他のダイエットと同様に、飲むだけで痩せるというものは存在しないですし、あくまでも栄養補助食品なので、補助的な役割になります。

栄養のメインの摂取源は食事になるので、やはり食事の管理と併せてダイエットを行ってください。

■骨盤矯正ダイエット

私も整体をしますので、骨盤矯正も行っていますが、骨盤矯正で体重が落ちることはありません。

またよく「骨盤を締める」と言う表現を見かけますが、一時的な特例を除いて骨盤が大きく動くことはありません。

骨盤は構造上、左右4ミリずつ、合計8ミリくらいしか動かないようになっているので、骨盤を締めて5センチもサイズダウンすることは考えにくいです。

ただし、産後半年間だけは違います。

それが、一時的な特例です。

産後後半年間は、出産時に赤ちゃんが産道を通りやすくするように、リラキシンというホルモンを分泌し、関節を緩める働きが作用され、そのリラキシンは産後半年前後まで分泌されると言われています。

私の元には、ダイエットだけでなく、産後の骨盤の開きを気にされてご来店される方も多くおられますが、体重が全く変化なかったとしても、平均8センチサイズダウンします。

なぜ8センチかと言うと、赤ちゃんの頭の大きさが平均直径8センチだからです。

この産後の骨盤矯正も、産後半年以内限定のボーナスチャンスなので、産後のママさんはこのタイミングにしっかり締めておくことをおすすめします。

リラキシンの分泌が終了すると、開いた状態で固まってしまうので、体重が戻っても、骨盤でパンツが引っかかり、妊娠前のパンツが履けないということが起こってしまします。

この時期の特例を除いては、骨盤矯正で体重が落ちることはもちろん、体型の変化が大きく現れることはあまり期待できません。

猫背や反り腰などの姿勢の改善には、大きな効果が期待できるので、ダイエットの直接的な効果よりもそちらを求めて受けるのはいいことだと思います。

■ダイエットサロンの選び方

前述した通り、ダイエット方法は様々です。

私がお伝えしているダイエット方法は、体重さえ落ちればいいと言うものではなく、その方の健康状態を考慮した上でダイエットプログラムをお客様と一緒に考えていきます。

骨盤矯正が必要な方もいれば、エステのマシーンが必要な方もいるし、産後の方もいれば、10代の子もいます。中には、私の判断で今ダイエットをいない方がいい方もいますので、ストップをかける場合もあります。

結果を出すことはもちろん大事で、ある意味当然のことですが、それだけでなくプラスαを考えてメニューの構成を考えてくれる先生に巡り会えるのが、一番いいを思います。

サロンでのダイエットをご検討の方は、どんなダイエット方法をしているかよりも、どんな先生が担当してくれるかのほうが遥に重要です。

そこを踏まえた上で、サロン選びをされることをオススメ致します。

また、そこでダイエットをすると決意したら、今までのダイエットの知識は一度捨てて、先生の言われることを素直に実践することが、ダイエット成功への近道です。

第12章：ダイエットで起こり得る問題と解決法

■抜け毛や肌荒れ

間違ったダイエットをすると起こり得る問題で最も多いのが、抜け毛や肌荒れなどの美容被害が最も多いです。

私の元へご相談に来られるお客様でも非常に多いのがこの問題です。

この原因は、栄養不足です。

栄養は使われる順番が決まっていて、髪の毛や肌の構成に栄養が使われるのは、最後のほうになります。

なぜなら、髪の毛が抜けても、肌が荒れても、生命に関わることはなく、直接的に生命に関わる血液をつくることや、内臓の細胞のために栄養が優先的に使われるからです。

無理な食事制限をすると、食べ物から摂れる栄養が不足し、このような事態を招いてしまいます。

食事を気にし過ぎるあまり、肉や魚を摂取しなくなり、タンパク質が不足していることが非常に多くなっています。

人間の体には、必ず動物性のタンパク質が必要になるので、大豆などからタンパク質を摂るのが悪い訳ではないですが､必ず肉や魚や卵などから動物性のタンパク質を摂取するようにしましょう。

また、タンパク質を摂っているにも関わらず、このような症状が起こる方は、タンパク質の吸収阻害が起こっている可能性があります。

この原因はもしかしたら、遺伝子の問題で起こっている可能性があるので、私はダイエットをする際に必ず、遺伝子検査を行っています。

吸収阻害が起こっている方は、ビタミンCが不足している可能性が非常に高いので、肉や魚を食べる際は、レモンなどを搾って、ビタミンCを一緒に摂るようにしてください。

ビタミンCは、タンパク質を分解する働きも担っています。

■生理不順

生理不順も間違ったダイエットで起こる健康被害の代表的な1つになります。

ダイエットを始めて、生理が来なくなったと言う方おられませんか?

生理不順の主な原因は、脂質不足です。

ダイエットを始めると、脂質を避ける方が多くいますが、前述している通り、脂質も大事なエネルギー源になるので、完全に排除をしてしまうと、様々な健康被害が引き起こされてきます。

その代表例が、生理不順になります。

脂質の働きの1つに、ホルモンの材料になるということが挙げられますが、その脂質が不足してしまうと、ホルモンの生成が遅れ、結果として生理不順が引き起こされてしまいます。

脂質ならなんでもいいかというとそうではなく、良質な脂質を摂る必要があります。

手軽なところでいうと、青魚になるので、普段の食事から意識的に魚を食べるようにするといいでしょう。

魚に含まれる、DHAやEPAと呼ばれる、脂質は固まりにくく、食事からしか摂取できない必須脂肪酸ですので、食事に入れるか、もしくは不足しがちな食生活の方はサプリから摂取することもときには必要になってきます。

また、生理不順とは話はそれますが、認知症の原因の1つも脂質不足が挙げられます。

私たちの脳は、60パーセントが脂質でできており（残りの40パーセントは主にタンパク質）、神経細胞を保護する働きや、情報伝達をスムーズにさせる働きを脂が担っています。

つまり、極端にコレステロール値を下げてしまったり、脂質の制限をしてしまうと、脳の材料が失われ、認知症の原因にも繋がります。

ダイエットは簡単に手を出してしまいますが、正しい情報を持っていないと、実は非常に怖い健康被害を招くと言うことを覚えておいてください。

ダイエット＝脂質制限と言う安易な考えは非常に危険です。

■頭痛や吐き気

頭痛や吐き気に関しては、様々な原因が考えられ、複合的な要因で起こることが多いですが、最も多い原因は、低血糖です。

頑張り屋さんのダイエッターに起こりがちですが、食事を我慢しすぎた結果、低血糖を招き頭痛や吐き気や立ちくらみなどの症状が起こります。

低血糖を起こす原因は、過度な糖質制限もありますが、食事を食べない時間が長過ぎると起こる場合が多いです。

立ちくらみなどの初期症状が出た場合は、速やかに糖質を摂取し血糖値を一時的にあげるようにしてください。

また糖尿病をお持ちの方も、血糖値の急降下が起こり同じような症状が出やすくなっています。

糖尿病の方は、小さなおにぎりや茹でた窓や干し芋などで間食を摂る様にして、低血糖症を引き起こさないようにしなければなりません。

そのときに、チョコレートなどで糖分摂取をすると、血糖値が急上昇し、その後大量のインスリン分泌が起こり、余計に低血糖症を引き起こすので、間食で食べるものには細心の注意が必要です。

また、ダイエットで体重も落としていきたいなら、量も気をつけなければなりません。

現在のご自身の体によっても、ダイエット法というのは、微妙に異なるので、健康的に美しく痩せれるダイエット法を選択してください。

■便秘

ダイエットをすると、便秘にもなりやすくなります。

そもそも便は、体内の不要な代謝物なので、便の量が多い方は、不要なものを食べ過ぎているので、それはそれで問題です。

ダイエットをして、食事量を減らすと、不要なものがあまり入ってこないので、便の量は必ず減ります。

しかし、便意そのものが2～3日もないようなら、改善しなければなりません。

便秘になると、どうしても排泄量が減ってしまうので、体重が落ちにくくなるので、改善する必要があります。

便秘の解消法としておすすめなのが塩水です。

1リットルの40℃のお湯に9グラム塩を入れて、午前中に極力短時間で飲んでください。

腸内洗浄の効果があります。

実はこれ、浣腸の中身とほぼ一緒で、肛門から直接腸内に入れるのか、口から入れるのかの違いです。

人間の体温は通常36～37℃で、体内の塩分濃度が0・85パーセントで、先ほどの塩水とほぼ同じ温度と濃度になるため、吸収できないという特性を利用したものです。

便秘でなくても、腸内洗浄を目的にこれをするのもおすすめしています。

注意点としては、トイレから出れなくなる可能性もあるので、休みの日でゆっくり時間の取れる日にしてください。

また、稀に効果がなく、出ない方もおられますが、ただの塩水なので、いずれ尿として排泄されるので心配されなくても大丈夫です。

■授乳中のダイエット

産後太りを気にされていて、産後すぐにでもダイエットを開始したいと言われる方が私の元にもこられますが、産後直後のダイエットは1つだけ気を付けなければならないことがあります。

それは、授乳です。

産後直後のダイエット自体は問題ありませんが、完全母乳の方は、離乳食が始まったタイミングからのスタートをおすすめしています。

ダイエット中は食事の量が減るので、母乳の出が悪くなる方がいるためです。

赤ちゃんが、母乳以外に、ミルクや離乳食などから、栄養を摂る手段があるなら、多少母乳の出が悪くなっても、他で賄うことができますが、そうでなければ、リスクがあるので無理はしないほうがいいと私は判断しています。

ただし、母乳はお母さんの食べたものからできているので、悪い食生活をしてしまうと、それを間接的に赤ちゃんの体内に入るので、母乳中は特に2人分の食事を担っていることを覚えておいてください。

育児で、なかなか細かなところまでは気にかけれないかもしれませんが、いい物を食べると言うよりは、悪い物を極力排除するような食生活を心がけてください。

産後の骨盤矯正に関しては、完全母乳でも対応できるので、私はまずそちらをしておいて、離乳食開始と同時期にダイエットもスタートしています。

また稀に相談があるのが、妊娠中のダイエットになります。

妊娠中も私はお断りしています。

妊娠中は、確かに体重の増加が気になるかもしれませんが、ダイエットするほどの食事量にしてしまうと、胎児の成長の妨げになる可能性があるので、おすすめしていません。

極端に体重が増えるのもよくないので、増やし過ぎないようにだけ気を付けていたらいいと私は考えています。

出産後にいくらでも体重は戻せるので、安心して妊婦生活を過ごしてもらえたらと思っています。

■味覚障害

そんなに多い症例ではないですが、味覚障害を訴える方もおられます。

味覚障害に関しては、亜鉛不足が主な原因になります。

ミネラルの一種である、亜鉛が不足すると味覚障害や嗅覚障害などの症状が出ます。

味付けの濃いものを避けて、減塩をすると起こります。

そもそも減塩自体、体にいいことではなく、逆に健康被害を引き起こす可能性すらあります。

ただし、塩の質にはこだわる必要があり、精製塩などはミネラル成分が抜けているので、ただの塩気だけになります。

天日海塩などは、ミネラルが豊富に含まれており、ミネラル不足による症状には非常に適しています。

ミネラルは免疫機能にも非常に関連が強いので、私は風邪の初期症状が出たときは、塩とマヌカハニーを摂るようにしているので、15年以上薬を飲んだことがありません。

昨今騒がれている、ウイルスの後遺症の、味覚障害も亜鉛不足から引き起こされているので、そのような症状が出ている方は、質のいい塩を摂るようにしてみてください。

■寝起きが悪くなる

寝起きが悪くなるのは、特に女性に出やすい症状ですが、典型的な副腎疲労の症状になります。

原因としては、タンパク質不足が主な原因になります。

極端な食事制限で、食事量が少な過ぎたり、野菜などに偏り過ぎて、動物性のタンパク質が不足したり、ビタミンやミネラルが不足して、タンパク質が働けない栄養状態に陥ると発症しやすくなります。

抜け毛や肌荒れのところで解説した内容と同じですが、症状の出方が異なるだけです。

寝起きが悪くなるだけでなく、ホルモンバランスを乱し、生理不順などの大きな要因にもなります。

副腎疲労が発症すると、食事をつくったりするのが非常に億劫になったり、食欲が極端になくなってしまうので、そのような方におすすめなのが朝の味噌汁です。

煮干しなどの小魚から出汁を取るのが特におすすめで、タンパク質もミネラルも発酵食品も同時に摂ることができ、さらに消化するのに体の負担が少ないので、ぜひ試してみてください。

どのような症状でも、体の何かしらのサインです。

何のサインかまで判断することは、専門的な知識が必要なので非常に難しいですし、好転反応として出ている場合もあるので、一概に悪いこととも限りません。

私のお客様にも、以前別のサロンでダイエットをしたときに、今までにない症状が出て、そこのサロンの先生に相談したら「好転反動ですね」の一言で済まされたと言う方が非常に多くおられます。

もちろん症状によっては、好転反応の場合もありますが、すべてを好転反応だと片付けてしまうのは非常に危険なことです。

だからこそ、正しいダイエットを知り、選択し、実践することが非常に重要になります。

ダイエットは、よくも悪くも体に変化を与えるものです。

体型は悩みが深く、ダイエットも手軽にできてしまう時代だからこそ、体重の変化だけでなく、ご自身の体にもっと敏感になる必要があると私は考えています。

本書が、その一助になることができたらこの上ない幸せです。

第13章：ダイエットを伝える想い

■日本の医療費の削減

日本の医療費は1955年は2388億円、2019年は43兆円になり、約65年で180倍にまで膨れ上がりました。

1955年の人口が約8000万人で、2019年が1億2000万人で1・5倍になっているのと、当時の物価とは違うので一概に比較はできませんが、180倍という数字を見たときに驚きを隠せませんでした。

私たちの社会保険料も、年々上がり生活を苦しめる1つの要因にもなっています。

私は、子どもが生まれたときに、この問題を改めて考えるようになり、この子達の世代に負の遺産を残したくないと強く思うようになりました。

しかし、微力な私に何ができるだろうか…自問自答の毎日でしたが、ダイエットをお客様に提供していく中で「血液検査の結果が改善した」と言うお声をたくさんいただくようになり、このダイエットをお伝えすることこそが、私の目的を達成するための手段になると考えるようになりました。

当時、私は妻と2人で田舎の小さな整体院を1店舗営んでいたので、受け入れるお客様の限界を迎えていました。

そこで、店舗を増やしましたが、もっと全国の方にこのダイエットを受けていただきたいと思い、現在は治療院やエステサロンにこのダイエット法をお伝えし、全国どこでも、１人でも多くの方にこのダイエットを受けていただけるように環境整備に取り組んでいます。

私１人では成し得ない大きな目標を、現在全国各地に１２０店舗の治療院やサロンが力を貸してくれて、日本の明るい未来づくりのお手伝いをしてくださっています。

まだまだ道半ばですが、今後皆様の近所でもこのダイエットをお受けできるようにしていきます。

■エンドユーザー様に最大の利益を

私はダイエットの講習を受けてくださる先生たちに、徹底したサポートをすると同時に、ときには厳しいことを言うこともあります。

なぜなら、このダイエットを受けてくださったお客様に必ず結果を出していただきたいからです。

中途半端な気持ちでこのダイエットを導入してもらいたくないですし、いい加減な対応をお客様に絶対にして欲しくないからです。

また、最近はありがたいことでもありますが、私のダイエット法を参考にして、認定サロン以外の店舗で似たようなダイエットを提供しているところも増えてきました。

私個人のことだけを考えたら、ありがたいことですが、お客様の結果に対しては未知数になります。

そのダイエットが間違っているという意味ではなく、私のダイエットとは全く別物なので、全く別の結果が出る可能性があります。

私の一番大事なお客様は、私が直接指導するお客様はもちろんですが、認定サロンのお客様も私にとって大事なお客様と言うことです。

本書でも、認定サロンのお客様のビフォーアフターの写真を掲載させていただいていますが、私以外の認定サロンも優秀な先生達が揃っていますので、同じ結果が出ます。

認定サロンの先生達から、お客様が痩せて喜ばれている報告をいただくのが、私にとっての一番の喜びになっています。

■ダイエット難民をなくす

世の中には様々なダイエットが存在しますが、正しいダイエット法もあれば、効果の出ないダイエット法もあります。

多くのダイエット法が「やってみないとわからない」というのが正直なところだと思います。

私はダイエットを指導するときも、同業者の先生にお伝えするときにも言えますが、まず知っておくべきは「痩せない人を知る」ということです。

せっかく決意して頑張っても、結果に繋がらないと、時間もお金も無駄にしてしまいます。

私はそのような方をなくしたいと思っているので、痩せない方は初めからお受けしないということを徹底しています。

一番の原因は、持病や服用薬によるものが多く、そういった方は申し訳ございませんが、お役に立てません。

そこはハッキリお伝えしておかなければ、お客様の大事な時間とお金を無駄にしてしまいます。

ダイエットを販売してくださっているサロンも大事ですが、一番はエンドユーザー様が綺麗に健康的に痩せることです。

また、痩せて終わりではなく、リバウンドのない体質と生活習慣を身に付けていただき、人生最後のダイエットにしていただくことが重要です。

■治療院やエステサロンの価値の向上

私がいうのもおかしな話かもしれませんが、治療家やセラピストはいい人が多いです。

患者様のために、お客様のためにと献身的な気持ちを持っている方が非常に多い業界だと自負しています。

ダイエットは、治療院やエステサロン以外にも数え切れない程の商品やサービスを提供している所があります。

その中で治療院やエステサロンだからこそ提供できる価値というものをお伝えしたいと私は思っています。

例えば、治療院に求めるダイエットの1つとして、痛みの改善が挙げられます。

体重の増加に伴い、腰痛や膝痛が発症している方が多く見受けられます。

整体の技術で治療するだけでなく、体重落とすことも同時にすることによって、改善のスピードが早くなったり、再発のリスクを下げることにも繋がります。

エステサロンでも、お肌の悩みで来られたお客様の多くが、食生活が悪く、腸内環境が荒れた結果、お肌にも悪影響を与えている方が多くおられます。

その方に対して、お肌のお手入れだけでなく、ダイエットを通じて正しい食生活を実践してもらい、腸内環境を正常に戻してあげることにより、肌トラブルの根本改善に繋がります。

ただ、体重を落とすということだけでなく、治療家やセラピストだからこそ提供できる付加価値を身に付けて貰いたいと思っています。

またその価値を実感して貰いたいと思っています。

■ダイエットを通じて人生を変える

私はダイエットに限らず、仕事全てにおいてですが、お客様・スタッフ・関わる全ての方が私を通じて人生が好転すると言う事を使命にしてます。

ダイエットにはその力があると信じています。

私は体重を落とすことが目的ではなく、ダイエットを通じてその方の悩みを解決し、夢を叶えることが本当の目的です。

お客様から「痩せて彼氏ができた」「痩せたお陰で最高の結婚式できた」「痩せて膝痛改善して、旅行が楽しくできた」そんなお声をいただけることが、何よりも嬉しいです。

私の直接的なお客様だけでなく、全国の加盟店の先生からも毎日たくさんのご報告をいただき、喜びの輪が拡まっていることに感謝の気持ちでいっぱいです。

私は太っていることが問題だとは全く思っていません。

好きなものを好きなだけ食べることが、生き甲斐と言う方も世の中にはたくさんおられることも理解しています。

ただ、太っていることがコンプレックスとなり、その方がその方らしく人生を歩めていないなら、痩せて解決しましょうと思っています。

太っていることで、諦めてしまっている夢や目標はないですか?

痩せることで解決できる悩みはありませんか?

痩せることが目的ではありません。

オシャレな洋服もあなた自身を彩る1つの道具に過ぎません。

あなたがあなたらしく人生を謳歌することが最も大事なことです。

あなたの人生、あなたが主役です。

太って幸せなら、それも正解です。

本書が、あなたがあなたらしく生きていける一助になれば幸いです。

認定サロン一覧

認定サロンはホームページでもご確認できますので、お近くの店舗をご確認ください。
また、ホームページに記載されていない店舗は当ダイエット法とは無関係なのでご注意ください。

【山形】

■ハリココロはり灸サロン・佐藤　心治
山形県東根市神町南一丁目6－10　0237-53-1075

【茨城】

■きりん整骨院・樫村　允人
茨城県日立市桜川町2－25－10　029-432-5115

【埼玉】

■整体院朝志-ASASHI-鴻巣本院・高嶺　朝貴
埼玉県鴻巣市本町8－4－8プリムローズ102　080-7334-1326

■整体院朝志-ASASHI-上尾院・比嘉　大秀
埼玉県上尾市柏座2－9－23チャネルオフ2 105　080-4636-0313

■整体院朝志-ASASHI-熊谷院・平塚　裕樹
埼玉県熊谷市籠原南1丁目39番地コンフォート102　080-4204-1599

■県庁通り整体院Beauty&Treat・石倉　一平

埼玉県さいたま市浦和区高砂2―2―20かぶらぎビル1階　048-822-4393

■向陽整骨院・井手　信作
埼玉県所沢市向陽町2181―8T・BOX101　04-2902-6890

■健揚整骨院・中野渡　大記
埼玉県志木市6―16―14　048-473-2767

【東京】

■NAO接骨院・本橋　直登
東京都大田区山王3―28―18本多ビル1F　03-4362-8410

■鍼灸整体院WATO・野口　歩
東京都世田谷区玉川3―20―4グランフォレ3D　070-4398-7926

■あやせ満天接骨院・整体院・加藤　義夫
東京都足立区東綾瀬1―3―4　03-5856-3541

■美療整体サロンR-plus・川畑　亮
東京都品川区東五反田1―8―3ディーウイング島津山1002　03-4362-7268

■高砂駅前わくわく整骨院・宮國　尚太
東京都葛飾区高砂5―38―8岩井ビル1階　03-5876-3915

■すぎもと整体院・杉本　道章
東京都府中市若松町2―1―1　042-319-9981

■ヨガ整体院アドニス・品川　隼人
東京都台東区西浅草１－２－５N&C浅草７０１号室　080-7549-7010

■タフネスボディ整体院・小川　武治
東京都大田区南馬込５－30－15サウステラス１０２　090-4099-4902

■整体サロン　柊・金子　太貴
東京都足立区西新井５－６－６高橋ハイツ１０３　03-3896-0770

【神奈川】

■美容整体サロン~aiki~・野正　愛輝
神奈川県藤沢市藤沢５４５－42ＷＩＬＬ藤沢２０２　090-4240-4948

■はり灸院仁・三樹　仁
神奈川県相模原市緑区三ケ木３６５　042-780-5050

■ゆうきや整体院・木野　竜太郎
神奈川県横浜市保土ヶ谷区川島町５７８－１　045-777-7047

■腰痛専門整体院すみれ・安富　大悟
神奈川県相模原市中央区相模原３－８－24グランディール２０１　090-4847-5716

■整体院カイト・岡田　貴寛
神奈川県相模原市南区古淵３－12－12アクシス古淵６０５　080-9466-9101

■整体院Liberate（リバレイト）・井上　裕司

神奈川県藤沢市湘南台１―12―７カーサ湘南台１０４Ａ　0466-20-1975

【静岡】

■すずも整骨院/整体院・鈴木　茂
静岡県富士宮市田中町63竹川ビル1階南　0544-66-8422

■UESUGI美容鍼灸整骨院・上杉　忠嗣
静岡県田方郡函南町間宮４４０―５　055-979-8780

■産前産後ケアとダイエット専門の整体院mamarire～ママリア～・辻　佳介
静岡県掛川市下垂木１９６９―１エレガンスコーポＢ１０３　0537-54-2464

【愛知】

■豊川そうま整体院・相馬　啓生
愛知県豊川市南大通６―28　0533-95-7727

■体質改善エステサロン-nana-・野崎　七海
愛知県岡崎市竜美南１―５―16　080-5133-7773

■整体院　LIBERA-リベラ-・星山　季亮
愛知県田原市田原町築出40―２　090-8499-3854

■整体院～Lia リア～・手島　竜之介
愛知県西尾市江原町柳原46　080-6949-7981

■ビオ整骨院・小泉　宏輝
愛知県春日井市二子町1－5－8　0568-93-6937
■大場はりきゅう接骨院・大場　芹奈
愛知県日進市岩崎町南高上149 出原ビル2階　0561-69-3264
■カイロプラクティック オレンジ・内田　一
愛知県額田郡幸田町深溝田中9－1クレストール三ヶ根201　0564-62-0747

【石川】
■栄養美容整体サロンfemte（フェムテ）・高崎　愛美
石川県金沢市新神田2丁目12－10 勝木ビル 1F　090-6611-3367

【福井】
■【小顔・毛穴・ダイエット専門】肌質改善専門店COCO.・堀田　遥
福井県福井市松城町1－38　070-9090-9028
■total beauty Lita・上田　訓子
福井県敦賀市呉竹町2丁目9－23　090-7081-7242

【滋賀】
■トータルボディケア KEIWA・上田　良治
滋賀県長浜市平方町360－10　0749-63-8477

■美骨カイロハウスmion・布施　美世
滋賀県長浜市平方町360－10　0749-63-8477
■Primary Health Care カイロプラクティックスマイル・西村　繭子
滋賀県草津市上笠2丁目11－1ニューハイツ1－8　077-566-5062

【京都】

■美VARI Beauty Salon かたぎはら鍼灸整骨院・阪東　繁樹
京都府京都市西京区樫原江ノ本町11－1洛西ハイツ1F　075-874-3193
■樹はりきゅう・整体院・小嶋　樹
京都府京都市中京区中島町98御所飴ビル6A　075-254-8750
■杉田鍼灸整骨院・杉田　純也
京都府宇治市宇治山本1－147　0774-26-4045
■産後ケア専門 整体ママミニョン・青山　一也
京都府京田辺市田辺十曽2フォレストキタゲン202　0774-84-6372
■鍼灸整体のぞえ烏丸・野添　友之
京都府京都市中京区梅忠町20－1烏丸アネックスⅡ615号室　080-3855-5035

【奈良】

■美ボディ整体院・車谷　英紀・千亜紀

奈良県橿原市南八木町1丁目3番4号 SKオフィス 1階　0744-29-1136

■痛み専門KiND整体院・菊本　竜士
奈良県橿原市中曽司町１０５－18　0744-41-9085

■整体サロンななほし・河田　哲志
奈良県大和高田市神楽３－１－20サンプラザ神楽３０７　0745-60-7795

【大阪】

■HaRick美容鍼灸整体・林　良祐
大阪府堺市中区福田５１７－５　072-239-1275

■ボディ&フットバランスケア　マタニティケアSLOTH鍼灸整体院・森　裕達朗
大阪府大阪市鶴見区鶴見３－５－19 LANDMARK TSURUMI２０２　080-4887-9580

■ボディキュア大阪梅田・恒川　智
大阪府大阪市北区梅田２－５－13桜橋第一ビル３０２　06-6131-9915

■カイロプラクティック整体ヘンミ・逸見　茂樹
大阪府大阪市福島区吉野４－３－18　06-6464-1435

■ひなた整骨院・亀井　直
大阪府箕面市箕面６－１－34－１０３　072-724-6677

■あき整体院・西村　明洋

大阪府東大阪市大蓮北3－1－25ボンサンテ1階　070-5348-5280

■doodle鍼灸院・芳賀　大晃
大晃大阪府大阪市西区新町1－8－24 FM Yotsubashi BLDG 5B　06-4400-9300

■岸部カイロプラクティック・高山　真一
大阪府吹田市岸部北5－13－3　06-6388-6321

【兵庫】

■痩身美容整体 core+・奥　隆徳
兵庫県伊丹市西台1－2－9 レイディアンス武田　101　072-768-7058

■産前産後ケア・ダイエット専門整体サロン　スリール・國見　克洋
兵庫県伊丹市西台1－7－21－1002　072-744-3035

■【ダイエット・美容鍼】鍼灸院Roots・西浦　晃司
兵庫県宝塚市伊子志2丁目17-30-101　0797-20-0523

■整体院碧 -AOI-・藪口　亮太
兵庫県姫路市辻井5丁目3－10　080-9162-1358

■美容整体サロン碧Plus・大西　玲子
兵庫県姫路市勝原区宮田8－11 レントキューブ宮田1F　070-1783-1567

■Halnoie（はるのいえ）・成山　晴香
兵庫県尼崎市武庫町3－17－27－101　06-6437-3366

■おひさま整骨院・田村　嘉逸
兵庫県西宮市甲子園口2丁目6－23　0798-31-2367
■LAGUNA NIGUEL・中田　領
兵庫県神戸市中央区北長狭通3－7－7中西ビル1階・地下1階　078-599-9609
■六甲もり鍼灸整体院・森　勝紀
兵庫県神戸市灘区八幡町3丁目6－22　中迫ビル2階　078-862-9878
■こまえ整骨整体院・小前　薫平
兵庫県丹波篠山市網掛414－1　0795-56-7621
■産後骨盤ケア・ダイエット専門整体サロンCOCORO・下手　優希・下手　江梨
兵庫県宝塚市売布2丁目5－1ピピアめふ1－106　0797-85-0220

【岡山】

■鍼灸サロンAY'S～アワイズ～・金田　康弘
岡山県倉敷市玉島阿賀崎2－3－50　070-8325-2693
■バランス整体・磯野　弘貴
岡山県岡山市北区田中117－101成和第5ビル1階　086-250-4805
■美活整体HARE・矢野　宏章
岡山県岡山市北区磨屋町1－5セシルプラザ6F　601室　086-201-0863

【広島】
■しげる整体MY4パーソナルジム・森 裕輔
広島県廿日市市宮内1－12－4　0829-30-7774
■東広島あい整体院・今田　貢士
広島県東広島市西条土与丸6－2－52面谷ビル101　082-437-3102

【香川】
■宮脇施術院・宮脇　徹
香川県 東かがわ市 大谷4－1　090-2788-5937

【福岡】
■ビューティーカイロクリニックヴレ久留米店・山口　博文
福岡県久留米市本町10－5本町ビル7階　0942-27-5653
■ビューティーカイロクリニックヴレ福岡店・田代　優太
福岡県福岡市中央区大手門2－1－11NX福岡大手門テラス3階　092-751-7776
■香椎井上整骨院・井上　雄介
福岡県福岡市東区香椎駅前1丁目19－13HAYASHI　BLD 1号　092-516-2499
■くさば整骨院・草場　勇太
福岡県久留米市津福本町1451－1光栄第3ビル　0942-64-9540
■ウェルネ整骨院・杉田　修一郎

福岡県福岡市南区大橋2丁目11—16岩井ビル1F　092-710-1249
■Esthetic Salon &MEE・鴫山　和美
福岡県久留米市日吉町12—7　3F　0942-65-4533
■Hide整骨院・矢野　秀明
福岡県福岡市東区土井1—15—7—101　092-692-5163
■整骨院×ピラティススタジオarrow・山口　晃典・山口　詩織
福岡県久留米市荒木町白口3001—57—102　0942-88-2971
■笑福整体院・岡留　媛
福岡県嘉麻市飯田506—1藤スチールテナント　0948-43-2835

【佐賀】

■佐賀リカバリング整体院　神野院・古賀　直哉
佐賀県佐賀市神野東2丁目4—26　0952-37-8167
■佐賀リカバリング整体院　大財院・西村　真人
佐賀県佐賀市大財5—11　0952-41-7474

【大分】

■心笑整骨院・官崎　智大
大分県大分市金池南1—1—19　097-547-9968
■すぎの樹はりきゅう整骨院・杉田　修一郎

大分県豊後大野市三重町赤嶺１８７３　0974-22-5599

【長崎】

■整骨院 RESET・古瀬　孝幸
長崎県佐世保市栄町３－12 FACE21 ３階　070-8345-7997

■こやなぎ鍼灸治療院・小柳　翔生
長崎県東彼杵郡波佐見町折敷瀬郷１７５０－１　0956-59-7561

【宮崎】

■かわの治療院・河野　信吾
宮崎県宮崎市大字郡司分丙９８５１－５　0985-69-8822

【鹿児島】

■Body salon RISE・和田　諒真
鹿児島県指宿市大牟礼３丁目25－24　080-4278-4633

【沖縄】

■恵 整骨院・國場　恵太
沖縄県那覇市泊１－12－５　098-866-3781

あとがき

セルバ出版様にお声がけいただき、私自身本書が2冊目の執筆になりました。

私が9年間研究と実践を重ねてきたダイエット法で、現在120社の治療院様・エステサロン様・美容室様が導入くださっています。

今まで、100回以上ダイエットに関する講演を行ってきましたが、言葉にすることと、文字にすることの溝を埋めるのに苦戦した執筆活動となりました。

今の時代、簡単に情報が手に入り、情報の選択が難しい時代になっています。

本書も、情報の選択肢の1つに過ぎないのかもしれません。

私はお客様に、考える癖を身に付けることが大事だよと言うことを、必ずお伝えしています。

私は本書の執筆にあたり、実際に私がお客様に行っている内容で、結果が出ているものしかお伝えしていないですし、私以外の情報も異なるダイエット方法だったとしても、いい情報もたくさんあります。

情報を選択する力を身につけてもらいたいと思っています。

本書の執筆にあたり、お客様に感想文とお写真のご提供いただき大変感謝致しております。

またこのダイエット法を全国で拡めてくださっている治療院・サロンの先生方にも心より感謝申し上げます。

あとがき

私がこのダイエットを拡める一番の目的は、日本の医療費削減です。

皆様のお子様の世代に負の遺産を残したくないと思っており、私にできることは正しい食事をお伝えすることで、生活習慣病の予防や改善に繋げることだと信じて今後も活動して参ります。

その一環で、今回本書を執筆させていただきました。

最後までお読みいただきありがとうございました。

できる所からでもいいので、是非実践いただき、感想や質問などあれば、ＳＮＳを通じてご連絡いただけたらお応えします。

中川　和也

著者略歴

中川　和也（なかがわ　かずや）

1987年12月23日生まれ。
株式会社ヒューマンリンク代表取締役。
・ビューティーカイロクリニックヴレ久留米店
公式LINE→@ zkw7308i
福岡県久留米市本町10－5本町ビル7Ｆ
・ビューティーカイロクリニックヴレ福岡店
公式LINE→@ 334weveh
福岡県福岡市中央区大手門2丁目1－11NX
福岡大手門テラス3Ｆ
・ゴルフレッスンスタジオヴレ
公式LINE→@531wypvt
福岡県久留米市合川町23－9
・日本再生美容医学協会／日本最大級治療院向け
ダイエットスクール
・Jupiter／サロン専売美容商材ブランド
【インスタグラム】 nakagawa.family
【YouTube】金髪の中川夫婦。

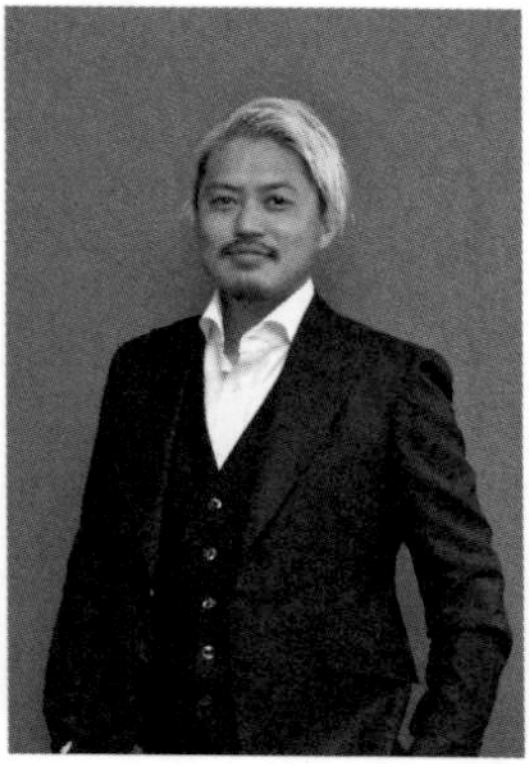

ダイエット講師直伝
人生最後のダイエット法

2023年11月21日 初版発行　　2023年12月27日 第2刷発行

著　者　中川　和也　© Kazuya Nakagawa
発行人　森　　忠順
発行所　株式会社 セルバ出版
〒113-0034
東京都文京区湯島1丁目12番6号 高関ビル5Ｂ
☎03（5812）1178　FAX 03（5812）1188
https://seluba.co.jp/
発　売　株式会社 三省堂書店／創英社
〒101-0051
東京都千代田区神田神保町1丁目1番地
☎03（3291）2295　FAX 03（3292）7687

印刷・製本　株式会社 丸井工文社

Printed in JAPAN
ISBN978-4-86367-859-0